U0250707

中西医结合产科临床必备

主　编　谷晓芬　刘雁峰

副主编　陈海霞　伊丽努尔　安丽萍

编　者　(以姓氏笔画为序)

丁淑红　王铁枫　伊丽努尔　刘清华　刘雁峰

江　媚　安丽萍　吴立华　谷春华　谷晓芬

陈海霞　赵丽妍　姜红佳　樊俊华

军事医学科学出版社

·北京·

图书在版编目(CIP)数据

中西医结合产科临床必备/谷晓芬,刘雁峰主编.
--北京:军事医学科学出版社,2015
ISBN 978-7-5163-0593-5

Ⅰ.①中… Ⅱ.①谷… ②刘… Ⅲ.①产科病–中西医结合疗法
Ⅳ.①R714.05

中国版本图书馆 CIP 数据核字(2015)第 042043 号

策划编辑:孙　宇　　责任编辑:曹继荣

出　　版:军事医学科学出版社
地　　址:北京市海淀区太平路27号
邮　　编:100850
联系电话:发行部:(010)66931051,66931049
　　　　　编辑部:(010)66931127,66931039,66931038
传　　真:(010)63801284
网　　址:http://www.mmsp.cn
印　　装:北京宏伟双华印刷有限公司
发　　行:新华书店

开　　本:850mm×1168mm　1/32
印　　张:7.75
字　　数:195 千字
版　　次:2015 年 5 月第 1 版
印　　次:2015 年 5 月第 1 次
定　　价:25.00 元

本社图书凡缺、损、倒、脱页者,本社发行部负责调换

前言

　　中医妇产科学是运用中医学理论研究妇女生理病理特点和防治妇女特有疾病的一门临床学科。中医妇产科学有着悠久的历史、深厚的文化底蕴和丰富的经验，中华民族自古重视产科，夏、商、周时期就有剖宫产的记载。但到目前为止，中医妇科教材颇多，形成了较为固定并成熟的教材书目，而中医产科教材却凤毛麟角。本书编写以中西医结合为编写思路，重视产科氛围，围绕临床常见妊娠期、临产及产后疾病，以中医理论为指导，结合现代医学，力求编写一本提高临床医学生、产科医生产科理论和临床技能以及临证参考的书籍。本书除了注重中医产科内容，还对每一种疾病增加了最前沿的现代病因学及西医治疗原则。另外，还增加了既往中医教材中没有的剖宫产及产科急症，如产后出血、羊水栓塞、胎盘早剥等章节。使本书更加贴近临床，便于同道们应用。

　　本书编写队伍以中青年医生为主，长期从事临床一线工作，责任心强。由于编写经验欠臻、编写内容较新，可能会有一些不足之处，欢迎广大同道提出宝贵的意见。在此，感谢军事医学科学出版社给予的宝贵机会！感谢医院领导的大力支持！特别感谢北京中医药大学东直门医院刘雁峰教授诚挚、悉心的指导！

编者

2015 年 3 月

目录

第一章 绪论

第一节 中医妇产科学的定义、范围与特点

中医妇产科学是运用中医学理论认识妇女解剖生理病理特点和研究妇女特有疾病的一门临床学科。我国很早以前已经认识到妇产科有设立专科的必要,孙思邈著《千金要方·妇人方》说:"妇人之别有方者,以其胎妊、生产、崩伤之异故也……所以妇人别立方也。"人体脏腑经络气血的活动规律,男女基本相同。但妇女在解剖上有子宫、胞脉、胞络、子门、产道、阴户等器官或组织,在生理上有月经、妊娠、分娩和哺乳等特有的功能,必然在病理上就会发生经、带、胎、产、杂等特有的疾病。如何掌握其规律,进行有效的治疗必须采取专门的研究和讨论。

中医妇产科学传统的研究范围,包括月经病、带下病、妊娠病、产后病、妇科杂病等。《医宗金鉴·妇科心法要诀》说:"男妇两科同一治,所异调经崩带症,嗣育胎前并产后,前阴乳疾不相同。"是对中医妇产科疾病范围的概括和总结。

第二节 中医妇产科学的发展简史

中医妇产科学是中医学重要组成部分之一,有着悠久的历

史和丰富的经验,从其发展历程来看首先重视产育。夏、商、周时代已有了关于难产、种子和胎教理论的记载。《史记·楚世家》和《史记·夏本记》都有关于难产的记载。《列女传》说:"太任,王季娶以为妃……及其有身,目不视恶色,耳不听淫声,口不出傲言,能以胎教子,而生文王。"是最早提出的胎教理论。

随着历史的发展,春秋战国时代医学又向前迈进了一大步,在这一时期出现了许多后世传诵的医家,如医和、医缓、扁鹊等,特别是扁鹊曾专门从事过妇产科的医疗工作,当时称为"带下医"。难产、优生学、胚胎学的相关理论在这一时期得到了发展。《左传·僖公二十三年》说:"男女同姓,其生不蕃(蕃,繁殖之意)。"明确提出近亲结婚有害于后代的繁殖,实际上具有优生学的意义。在胚胎学方面,《文子九守篇》有怀胎十月的记载。

战国时代成书的我国现存的第一部医学巨著《内经》,已有了妇女解剖、生理及妇科病的诊断、治疗等的描述,还初步论述了一些妇女疾病的病理,如血崩、月事不来、带下、不孕、肠覃、石瘕等。《内经》还记载了第一个治疗血枯经闭、调经种子药方四乌贼骨一芦茹丸,仍为今天所常用。

秦代据《史记·扁鹊仓公列传》记载,太仓公淳于意首创"诊籍",其中"韩女内寒月事不下"及"王美人怀子而不乳"的病案,是妇产科最早的病案。

汉代在医事制度上设有"女医",最早的女医生为义姁和淳于衍,他们都是西汉时代入宫作为皇后或皇太后的侍从医生,主要从事妇产科。药物堕胎、联体胎儿、手术摘除死胎等首见记载,并出现了一批妇产科专著。又据马王堆汉墓出土的文物,知道公元前2世纪已有《胎产书》,是现存最早的妇产科专著。

《汉书·艺文志》记载李柱国校正方剂书时,有《妇人婴儿方》十九卷,汉末张仲景在《伤寒论》序中自称撰用《胎胪药录》,《隋志》记载有《张仲景疗妇人方》一卷,惜均已佚失。现存的只有张仲景所著《金匮要略》中的"妇人妊娠""妇人产后""妇人杂病"三篇。这三篇为后世妇产科专著打下了基础。汉末三国时代医学家华佗(公元 145~208 年),是我国著名的外科专家,能用针和药正确处理胎死不下的病例。

晋代名医王叔和著有《脉经》,其中第九卷专门阐述有关妇产科的脉象和辨证施治。使诊脉的理论与方法系统化、规范化了。他一方面继承了《内经》《难经》《金匮要略》的主要内容,一方面又有所发挥。其中在妇产科方面,提出了"居经""避年"之说,指出"尺中不绝,胎脉方真"及诊脉辨男女,描写了产时"离经脉",另外,还指出了胎将堕的脉象,也论及产后的常脉和异常脉。隋代,在公元 610 年,以太医博士巢元方为首,集体编写了一本病因、病理、证候学的专著《诸病源候论》,全书 50 卷,67 门,1730 个证候,其中第 37~44 卷是论述妇产科病证的,逐项讨论了病因、病机及临床所见,内容颇为丰富。

唐代著名的医学家孙思邈,所著《千金要方》,把"妇人方"置于全书之首。此时,妇产科发展的重要特征是出现了我国现存理论较完备的产科专著,现存最早的产科专著为《经效产宝》,对后来产科发展有一定指导作用。

宋代妇产科已发展成为独立专科,其中产科 10 人,设有产科教授。这一时期出现了一些重要的妇产科专著。杨子建著《十产论》,朱端章著《卫生家宝产科备要》,齐仲甫著《女科百问》,此期,在妇产科方面成就最大的是陈自明和他的著作《妇人大全良方》。其中以《妇人大全良方》较为完备。

金元时代是我国医学百家争鸣时期,其中以刘完素、李东垣、朱丹溪、张子和四大家为主。刘完素认为火热之邪是导致各种证候的主要原因。李东垣认为"内伤脾胃,百病始生",故治法着重应用补脾升阳除湿之法,此法亦广泛用于妇科而收到较好的效果。朱丹溪在理论上提出"阳常有余,阴常不足"之说,诊治疾病主张因时、因地、因人禀赋而不同,治疗上重视保存阴精。另外,朱丹溪著《格致余论》《丹溪心法》《局方发挥》等,对于产前调治,主张"清热养血",认为"产前安胎,黄芩、白术为妙药也。"张子和著《儒门事亲》,善用汗、吐、下三法以驱病,认为"养生当论食补、治病当论药攻。

明代的医家,继承了宋、金、元各家的理论和经验而加以总结提高,明代的医事制度和医学教育设 13 科,据《明史·百官志》记载有妇人科。此期妇科专著较多,如王肯堂的《证治准绳·女科》、薛己著《薛氏医案》,万全著《广嗣纪要》,武之望著《济阴纲目》。李时珍著《本草纲目》中,对月经的论述颇详。张景岳的《妇人规》,对妇科理论发展有重要意义。楼英著的《医学纲目》、李梴著的《医学入门》、龚信著的《古今医鉴》等,对妇科疾病也有精辟论述。

清代将妇产科统称为妇人科或女科。著述颇多,流传也较广。对后世影响较大的有傅山的《傅青主女科》,书中以肝、脾、肾三脏辨证立论,见解独到,影响深远。亟斋居士著《达生篇》论述胎前、临产、产后调护之法、难产救治之方。萧赓六著《女科经纶》,内容颇丰富。吴谦等编著的《医宗金鉴·妇科心法要诀》,理法治方严谨,体例规范,通俗易懂,成为医家必读的参考书。沈尧封著有《沈氏女科辑要》。其他著作,如吴道源的《女科切要》、陈莲舫的《妇科秘诀大全》、陈士铎的《石室秘录》、徐大椿的《兰台轨范》、叶天士的《叶天士女科》、沈金鳌的《妇科玉尺》、专论胎产的有阎成斋的《胎产心法》、汪朴斋的《产科心法》、单养贤的《胎产全书》、张曜孙的《产孕集》等。民国时期张锡纯著的《医学衷中参西录》，比较重视调理脾胃和活血祛瘀。

解放后，中医事业得到了很大的发展，中医妇产科学理论得到进一步提高。中医妇科学统一教材，出版了《中国医学百科全书·中医妇科学》，培养了一大批中医妇科人才，涌现出了许多中西医结合的新成果。如用中西医结合保守治疗异位妊娠，以及针灸纠正胎位、防治难产等，为中医妇产科学的发展开辟了新途径。

第二章 女性生殖器官解剖

第一节 女性外生殖器

一、阴户和玉门

(一)阴户

阴户,阴户系指女性阴蒂、大小阴唇、阴唇系带及阴道前庭的部位,又名四边。《校注妇人良方》提出:"登厕风入阴户,便成痼疾。"

(二)玉门

玉门,又名胞门、龙门。根据《诸病源候论》《脉经》:"未嫁女属玉门,未产属龙门,已产属胞门。"说明玉门的部位相当于外生殖器的阴道口及处女膜的部位。现在认为这个部位可以判断已婚未婚、已产未产,所以古今的认识是一致的。

阴户、玉门是排出月经、带下、恶露的关口,生育胎儿,也是"合阴阳"的出入口,同时是防止外邪侵入的关口。

二、现代医学之外生殖器

女性外生殖器又称外阴,指生殖器官外露的部分,两股内侧从耻骨联合至会阴的区域,包括阴阜、大小阴唇、阴蒂、前庭、尿道口、阴道口及处女膜、前庭大腺、会阴等。

1. **阴阜**　为耻骨联合前方的皮肤隆起的部分,青春期阴阜部开始生长阴毛,呈倒三角形发布。

2. **大阴唇**　为靠近两股内侧的一对纵行皮肤皱襞,其内侧面为有色素沉着和阴毛的皮肤,前接阴阜,后连会阴。未婚妇女的两侧大阴唇呈自然合拢状态,遮盖阴道口及尿道口,而分娩以后的妇女,两侧大阴唇分开,绝经后妇女呈萎缩状态。

3. **小阴唇**　为位于大阴唇内侧的一对薄皱襞,表面湿润,无毛,内侧面呈淡红色,皮内富于神经末梢,故感觉敏锐。两侧小阴唇前端相互融合,并分为前后两叶,包绕阴蒂,前叶形成阴蒂包皮,后叶形成阴蒂系带。小阴唇的后端与大阴唇的后端相会合,在正中线形成阴唇系带,为一条横皱襞。

4. **阴蒂**　位于两侧小阴唇之间顶端下方,类似男性的阴茎海绵体组织,与阴茎同源,阴蒂头有丰富的神经末梢,对刺激极为敏感,在兴奋时有勃起性。

5. **阴道前庭**　指两侧小阴唇之间的一菱形区域,前界为阴蒂,后面以阴唇系带为界,两侧为小阴唇的内侧面。在此区域内,前有尿道口,后有阴道口。

6. **前庭大腺**　又称为巴氏腺,位于大阴唇后下方,被海绵体肌覆盖,左右各一,如黄豆大。腺管开口于小阴唇与处女膜之间的沟内,性兴奋时,分泌黏液起滑润阴道作用。

7. **尿道外口**　位于阴蒂及阴道口之间,呈椭圆形,为尿道的开口,尿道后壁近外口处有两个尿道旁腺的开口,是容易有细菌潜伏的场所。

8. **阴道口及处女膜**　阴道口位于前庭的后部,尿道口下方,其形状、大小常不规则。

阴道口周缘覆盖有一层薄膜,称为处女膜。处女膜多在中央有一小孔,孔的形状、大小及膜的厚薄因人而异,甚至闭锁需要手术切开,也有处女膜缺如的。初次性交时,处女膜往往破裂,分娩时进一步破损,产后仅残留处女膜痕。

9. 会阴体 指阴唇后联合与肛门之间的软组织,也是组成骨盆底的一部分。

三、骨盆、骨盆底的结构与生理

(一)骨盆的构成与关节

1. 骨盆的构成 骨盆是由骶骨、尾骨和左右两块髋骨所组成。其中髋骨是由髂骨、坐骨及耻骨融合而成(图2-1)。骶骨与髂骨和骶骨与尾骨间,均有坚强韧带支持连结,形成关节,一般不能活动,妊娠后由于激素的影响,使韧带稍松弛,各关节也略有松动,有利于胎儿的娩出。

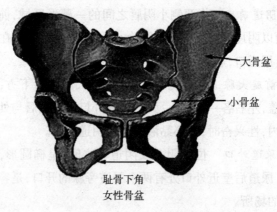

图2-1 骨盆的构成

2. 骨盆的关节

(1)耻骨联合:在骨盆的前方两耻骨间有纤维软骨连接。

(2)骶髂关节:在骨盆的后方,位于骶骨与髂骨间,有宽厚的骶髂骨韧带连接。

(3)骶尾关节:活动性较大,分娩时可后移 2 cm,使骨盆出口前后径线增大。

(二)骨盆的分界

骨盆的分界是以耻骨联合上缘、髂耻线及骶岬上缘的连线为界,将骨盆分为真骨盆和假骨盆。假骨盆位于骨盆分界线之上,又称为大骨盆,为腹腔的一部分,假骨盆与产道无直接关系,但是假骨盆某些径线长短可以作为了解真骨盆大小的参考。真骨盆是胎儿娩出的骨产道,又称为小骨盆。真骨盆分别有上、下两口,上口为骨盆入口,下口为骨盆出口,两口之间为骨盆腔。骨盆腔前壁为耻骨联合和耻骨支,两侧为坐骨、坐骨棘和骶棘韧带,后壁是骶骨和尾骨。坐骨棘位于真骨盆中部,肛诊或阴道内诊即可触及。坐骨棘间径是衡量中骨盆大小的重要径线,坐骨棘又是分娩过程中衡量胎先露部下降程度的标志。耻骨两降支的前部相连构成耻骨弓。骨盆腔为前浅后深,其中轴为骨盆轴,分娩时胎儿沿此轴娩出。

(三)骨盆特点

1. 骨盆入口　近乎圆形或椭圆形。

2. 骨盆出口　宽大、坐骨结节间距宽阔。

3. 骨盆四壁　耻骨联合短而宽,耻骨弓角度较大,骶岬突出较小,坐骨棘平伏,骨盆腔呈圆筒形,浅而宽。

(四)骨盆的类型

根据骨盆形状分为 4 种类型(按 Callwell 与 Moloy 分类)。

1. **女型** 为女性正常骨盆。入口呈横椭圆形,入口横径较前后径稍长。骨盆侧壁直,坐骨棘不突出,耻骨弓较宽,坐骨棘间径≥10 cm。我国妇女占52% ~58.9%,最常见。

2. **扁平型** 较常见。横径大于前后径,入口呈扁椭圆形,耻骨弓宽,骶骨失去正常弯度,变直向后翘或深弧型,故骨盆浅。我国妇女占23.2% ~29%。

3. **类人猿型** 骨盆入口呈长椭圆形,入口前后径大于横径。骨盆两侧壁稍内聚,坐骨棘较突出。骶骨向后倾斜,耻骨弓较窄,坐骨切迹较宽,故骨盆前较窄而后部较宽。骶骨往往有6节,类人猿型骨盆较其他类型深。我国妇女占14.2% ~18%。

4. **男型** 少见,往往造成难产。入口略呈三角形,两侧壁内聚,坐骨棘突出。耻骨弓较窄,坐骨切迹窄呈高弓形,骶骨较直而前倾,出口后矢状径较短。骨盆腔呈漏斗形。我国妇女占1% ~3.7%。

上述4种骨盆基本类型是理论上分类,临床所见多是混合型骨盆。

(五)骨盆底的结构

骨盆底由多层肌肉和筋膜所组成,封闭骨盆出口,承托盆腔脏器。骨盆底分为前三角区,称尿生殖三角,有尿道和阴道通过;后三角区,称肛门三角,有肛管通过。骨盆底由外向内分为3层。

1. **外层** 即会阴浅层筋膜与3对肌肉及一组括约肌组成。

2. **中层** 即泌尿生殖膈。由上、下两层坚韧的筋膜及其间的一对薄肌肉组成。其中有尿道与阴道穿过。

3. **内层** 即盆膈。为骨盆底最里面最坚韧的一层,由肛提肌及其筋膜所组成,其中有尿道、阴道及直肠穿过。每侧肛提肌由 3 部分组成,为耻尾肌、髂骨肌、坐尾肌。

第二节 女性内生殖系统解剖

一、阴道和子门

阴道和子门是中医学的解剖术语。阴道和子门是女性内生殖器官的一部分。"阴道"一词最早见于《诸病源候论》,"子门"一词最早见于《内经》。

(一)阴道

阴道,又称子肠。解剖位置与西医学一致。"阴道"一词最早就是中医学中的固有解剖名称。

阴道的功能:阴道是娩出胎儿、排出月经、带下和恶露的通道,是合阴阳、禁闭子精、防御外邪的处所。

(二)子门

子门,又名子户。子门是指子宫颈口的部位。

子门的功能:子门是排出月经和娩出胎儿的关口。

二、胞宫

胞宫,又名女子胞、子宫、子脏、子处、胞室、血室等。关于它的记载最早见于《内经》,胞宫是女性的重要内生殖器官。

胞宫的位置:《类经附翼》说:子宫"居直肠之前,膀胱之后",它位于带脉以下,小腹正中,前邻膀胱,后有直肠,下口连接阴道。

胞宫的形态最早记载见于《格致余论》,《景岳全书》又进一步描述说:"阴阳交媾,胎孕乃凝,所藏之处,名曰子宫。一系在下,上有两歧,中分为二,形如合钵,一达于左,一达于右。"所以中医学的子宫形态除了包括子宫的实体之外,还包括两侧的输卵管和卵巢。

胞宫的功能:《内经》称女子胞为"奇恒之府",说明了它的功能与一般的脏腑有所不同。

脏是藏而不泻,腑是泻而不藏,而胞宫是亦泻亦藏,藏泻有时。它蓄经、行经、育胎、分娩,藏泻分明,各依其时,充分体现了胞宫的功能与一般脏腑有所不同的特殊性。胞宫所表现出来的特殊功能,是人体生命活动的重要部分,是脏腑、经络、气血相互作用的结果。

三、现代医学中的内生殖器

现代医学中女性内生殖器包括阴道、子宫、输卵管及卵巢,后两者通常被称之为子宫附件。

(一)阴道

既是性交的器官,也是月经血外流与胎儿娩出的通道。

1. 位置和形态 位于子宫与外阴之间,上端包绕子宫颈,下端开口于阴道前庭。阴道上端围绕宫颈的部分称为阴道穹窿,阴道穹窿比阴道下段宽大,分前、后、左、右四部分,前穹窿较后穹窿浅,故阴道前壁长 7～9 cm,阴道后壁长 10～12 cm。前壁与膀胱及尿道之间称为膀胱阴道隔,后壁与直肠之间称为直肠阴道隔,后壁上段与直肠之间是腹腔的最低部,称为子宫直肠陷凹,可经此穿刺或引流,在临床上具有重要意义。

2. 组织结构 自外向内是由黏膜、肌肉层及纤维组织膜构成。黏膜层是由非角化鳞状上皮覆盖,淡红色,有许多横行皱襞,有很大的伸展性,无腺体,受性激素的影响而发生周期性变化。肌层为内环外纵两层平滑肌构成,纤维组织膜与平滑肌层紧密粘贴。阴道壁有丰富的静脉丛,损伤后容易形成血肿或出血。

(二)子宫

是孕育胚胎、胎儿及产生月经的器官。

1. 功能　子宫是一个空腔器官,腔内覆以黏膜,称子宫内膜。从青春期到更年期,子宫内膜受卵巢雌孕激素的影响,呈周期性改变并且产生月经;性交以后,精子经子宫到达输卵管;受孕后,子宫又是孕育胎儿的场所;分娩时,通过规律性的子宫收缩,将胎儿及其附属物娩出。

2. 解剖　子宫呈倒置扁梨状,重 50 ~ 70 g,容量 5 ml,壁厚腔小,朝前上方,上端宽而游离,下端较狭窄。成年妇女的子宫长 7 ~ 8 cm,宽 4 ~ 5 cm,厚 2 ~ 3 cm。子宫上部较宽处称为子宫体,其上端隆起部分称子宫底,子宫底两侧称为子宫角,与输卵管相通。子宫下部较小处称子宫颈,习惯称为宫颈,呈圆柱形,部分伸入阴道,通向阴道的开口称为子宫颈外口,未产妇呈圆形,在分娩的时候受损,经产妇变成横裂状,将宫颈组织分为上下或称前后两唇。子宫体与子宫颈的比例,婴儿期为 1:2,成年人为 2:1。子宫腔分为体腔与颈管两部分,子宫体腔呈上宽下窄的三角形,上部通过两侧的输卵管进入腹腔,下部则与子宫颈管相通,其间最狭窄部分称为子宫峡部。子宫峡部的上端,因为在解剖学上很狭窄,故称之解剖学内口;峡部的下端,黏膜组织在此处由子宫内膜转变为子宫颈内膜,故又称之组织学内口。子宫颈管呈梭形,子宫颈通入阴道后以穹窿为界,又分为子宫颈阴道上部和子宫颈阴道部。

3. 组织结构 子宫体壁由三层组织构成,很厚,外为浆膜层(即脏层腹膜),中为肌层,内为黏膜层(即子宫内膜)。子宫内膜绒样,软而光滑,为粉红色的黏膜组织,分为功能层和基底层。功能层在月经中期和妊娠期间有很大的变化。子宫肌层是子宫壁最厚的一层,由弹性纤维及平滑肌束所组成,肌束排列交错,内层环行,外层纵行,中层为各方交织。子宫浆膜层与肌层紧贴,为覆盖子宫体的底部及前后的腹膜。在子宫前面近子宫峡部处,腹膜与子宫壁疏松结合,腹膜由此折向前方并且覆盖膀胱,形成膀胱子宫陷凹;在子宫后面,腹膜沿着子宫壁向下,覆盖在子宫颈后方以及阴道后穹窿,然后再折向直肠,在此处形成子宫直肠陷凹。子宫颈主要是由结缔组织所组成,其中有弹性纤维及平滑肌。颈管黏膜层有许多可以分泌黏液的腺体,呈碱性,形成子宫颈管的黏液栓。宫颈阴道部表面为鳞状上皮覆盖。

4. 子宫的韧带 共有4对韧带。

(1)圆韧带:呈圆索状,起于子宫角两侧的前面、输卵管近端的下方,然后沿阔韧带向前下方伸展达到两侧骨盆壁,再经腹股沟而止于大阴唇内,全长10~12 cm,有使子宫保持前倾位置的作用。

(2)阔韧带:为翼状的双层腹膜皱襞,从子宫两侧开始,各向外伸展达到骨盆侧壁,并将骨盆腔分为前后两部分,能够限制子宫向两侧倾斜。韧带的上缘呈游离状,其内侧2/3包绕输卵管,输卵管伞端无腹膜遮盖,外侧1/3向骨盆侧壁延伸,称之为骨盆漏斗韧带,具有支持卵巢的作用,故又称为卵巢悬韧带,内有卵巢的血管通过。

(3)主韧带:又称子宫颈横韧带,位于子宫两侧阔韧带基底部,由子宫颈阴道上部的侧方向外达骨盆壁,是固定子宫颈位置防止子宫下垂的主要力量,子宫的动静脉和输尿管都经主韧带的上缘到终末器官。

(4)子宫骶骨韧带:自子宫颈后面,子宫颈内口的上侧方伸向两旁,绕过直肠终止在第2、3骶骨前筋膜上,子宫骶骨韧带短厚有力,作用是将子宫颈向后及向上牵引,使子宫保持前倾位置。

(三)输卵管

左右各一,为细长而弯曲的管道,为卵子与精子结合的场所,又是运送受精卵到达子宫腔的通道。其内侧与子宫角连通,外侧端游离,呈漏斗状,与卵巢相近,长8~14 cm,根据输卵管的形态,由内向外分为4部分:①间质部,长约1 cm,管腔最窄;②峡部:长2~3 cm,在间质部外侧,管腔较窄,细而较直;③壶腹部:长5~8 cm,在峡部的外侧,管腔宽大且弯曲,壁薄,受精常发生在此部位;④伞部:长1~1.5 cm,在输卵管最外侧,开口于腹腔,管口处有很多指状的突起,有"拾卵"的作用。

(四)卵巢

左右各一,为女性生殖腺,呈灰白色扁平椭圆体。青春期前,卵巢表面光滑,开始排卵后,表面逐渐不平;成年妇女的卵巢大小约4 cm×3 cm×1 cm,重5~6 g;绝经期后,卵巢逐渐萎缩变小变硬。卵巢位于输卵管的下方,表面没有腹膜,由卵巢系膜连于阔韧带后叶的部位为卵巢门,卵巢血管通过卵巢系膜经卵巢门入卵巢。卵巢分皮质及髓质两部分,皮质居外层,是卵巢的主体,内有许多始基卵泡及发育中的卵泡,髓质居卵巢中心,与卵巢门相连,其中含有血管、淋巴管和神经。

四、女性生殖器官的血管、淋巴及神经

女性生殖器官的血管与淋巴管相伴行,各器官间的静脉及淋巴管以丛、网状相吻合。

(一)血管及其分支

内外生殖器官的血液供应主要来自卵巢动脉、子宫动脉、阴道动脉及阴道内动脉。动脉与同名盆腔静脉伴行,在相应器官及其周围形成静脉丛,并相互吻合,故盆腔静脉感染容易蔓延。

1. 卵巢动脉 自腹主动脉发出。分支经卵巢门进入卵巢;并且卵巢动脉有分支走行于输卵管系膜内,供应输卵管,其末梢在宫角附近与子宫动脉的卵巢支相吻合。

2. 子宫动脉 为髂内动脉前干分支。到达子宫外侧,在相当于宫颈内口水平约 2 cm 处,横跨输尿管至子宫侧缘,分上下两支:上支较粗称宫体支,至宫角处又分为宫底支(分布子宫底部)、输卵管支(分布于输卵管)及卵巢支(与卵巢动脉末梢吻合);下支较细(分布于宫颈及阴道上段),称宫颈-阴道支。

3. 阴道动脉 为髂内动脉前干分支。分布于阴道中下段前后壁、膀胱顶及膀胱颈。阴道上段由子宫动脉宫颈-阴道支供应,阴道中段由阴道动脉供应,阴道下段主要由阴部内动脉和痔中动脉供应。阴道动脉与子宫动脉阴道支和阴部内动脉分支相吻合。

4. 阴部内动脉 为髂内动脉前干终支。分出 4 支:痔下动脉(分布于直肠下段及肛门部)、会阴动脉(分布于会阴浅部)、阴唇动脉(分布于大、小阴唇)、阴蒂动脉(分布于阴蒂及前庭球)。

(二)淋巴分布与生殖器官淋巴的流向

女性生殖器官和盆腔有非常丰富的淋巴系统,通常淋巴结

沿相应血管排列,成群或成串分布。分为外生殖器淋巴与盆腔淋巴2组。

1. 外生殖器淋巴

(1)腹股沟浅淋巴结:分上下两组。上组收纳外生殖器、阴道下段、会阴及肛门部的淋巴,沿腹股沟韧带排列;下组收纳会阴及下肢的淋巴,位于大隐静脉末端周围。其输出管大部分汇入腹股沟深淋巴结,少部分汇入髂外淋巴结。

(2)腹股沟深淋巴结:收纳阴蒂、腹股沟浅淋巴,汇入髂外及闭孔等淋巴结,位于股静脉内侧。

2. 盆腔淋巴 分为3组:髂淋巴组(由髂内、髂外及髂总淋巴结组成)、骶前淋巴组(位于骶骨前面)和腰淋巴组(位于腹主动脉旁,也称为腹主动脉旁淋巴结组)。

阴道下段淋巴主要汇入腹股沟浅淋巴结。阴道上段淋巴与宫颈淋巴回流基本相同,大部分汇入髂内及闭孔淋巴结,小部分汇入髂外淋巴结,并经宫骶韧带汇入骶前淋巴结。宫体、宫底以及输卵管和卵巢淋巴均汇入腰淋巴结,小部分汇入髂外淋巴结。宫体两侧淋巴沿圆韧带汇入腹股沟浅淋巴结。当内外生殖器官发生癌瘤或感染时,往往沿各部分回流的淋巴管扩散,引起相应淋巴结肿大。

(三)内外生殖器官的神经支配

内外生殖器官由躯体神经和自主神经共同支配。

1. 外生殖器的神经支配 主要由阴部神经支配。分布于会阴、阴唇及肛门周围。分成3支:会阴神经、阴蒂背神经及肛门神经(又称痔下神经)。

2. 内生殖器的神经支配 主要由交感神经和副交感神经支配。子宫平滑肌有自主节律活动,完全切除其神经后仍能有节律性收缩,并能完成分娩活动。故低位截瘫产妇仍能自然分娩。交感神经纤维进入盆腔后分为卵巢神经丛(分布于卵巢和输卵管)和骶前神经丛(分布于宫体、宫颈、膀胱上部等)。

五、女性生殖器邻近器官

当女性生殖器官出现病变时,能够累及邻近器官。其发生与泌尿系统同源。

1. 尿道 一肌性管道,女性尿道短(4~5 cm)而直,与阴道邻近,容易引起泌尿系统感染。

2. 膀胱 一囊状肌性器官。盆底肌肉及其筋膜受损时,膀胱与尿道可随宫颈及阴道前壁一并脱出。

3. 输尿管 一对圆索状肌性管道。全长约30 cm,内径最细3 mm,最粗8 mm。起自肾盂,在腹膜后沿腰大肌前面偏中线侧下行(腰段);在骶髂关节处跨髂外动脉起点的前方进入骨盆腔(盆段),继续沿髂内动脉下行,到达阔韧带基底部向前内方行,在宫颈外侧约2.0 cm处于子宫动脉下方穿过,穿越输尿管隧道进入到膀胱。在盆腔手术如结扎子宫动脉及打开输尿管隧道时,应避免损伤输尿管。

4. 直肠 全长15~20 cm,阴道分娩时应保护会阴,避免损伤肛管。

5. 阑尾 阑尾炎时有可能累及右侧输卵管及卵巢,应注意鉴别。妊娠期增大子宫能使阑尾向外上方移位。阑尾也是黏液性肿瘤的最常见的原发部位,故卵巢黏液性癌手术时,应常规切除阑尾。

第三章　女性生殖生理

第一节　妊娠生理

从怀孕到分娩这个阶段，称为"妊娠"，也称"怀孕"。"两精相搏，合而成形"是妊娠的开始，"十月怀胎，一朝分娩"是妊娠的结束。成熟卵子受精是妊娠的开始，胎儿及其附属物自母体排出是妊娠的终止。

一、妊娠的生理变化

妊娠后母体的变化，最初明显的表现是月经停止来潮，脏腑、经络的阴血下注冲任，以养胎元，子宫行使其藏精气而不泻的功能，月经停闭不来。因此妊娠期间整个机体出现"血感不足，气易偏盛"的特点。

妊娠初期，由于血聚于下，冲脉气盛，肝气上逆，胃气不降，则出现饮食偏嗜、恶心作呕、晨起头晕等现象，一般不严重，持续20～40天，3个月内症状多能自然消失。另外，妊娠早期，孕妇可自觉乳房胀大。妊娠3个月后，白带稍增多，乳头乳晕的颜色加深。妊娠4～5个月，孕妇可以自觉胎动，胎体逐渐增大，小腹部逐渐膨隆。妊娠6个月后，胎儿渐大，阻滞气机，水道不利，常可出现轻度肿胀。妊娠末期，由于胎儿先露部压迫膀胱与直肠，可见小便频数、大便秘结等现象。

妊娠3个月后,六脉平和滑利,按之不绝,尺脉尤甚。《金匮要略》说:孕60日"妇人得平脉,阴脉小弱"。《备急千金要方》说:"妊娠初时寸微小,呼吸五至;三月而尺数也。"西医学也认为在妊娠11周以后循环血量才开始增加,这与中医滑脉出现的时间是一致的。妊娠脉滑轻取流利,中取鼓指,重按不绝。但若肾气虚弱,气血不足,或年岁已高的妇女有孕,滑脉常不明显。精血不足者,孕后反可出现沉涩或弦细脉,因而切脉固可作为诊断方法,但必须结合临床表现及妊娠检查,方能确诊。

妊娠后胎儿发育情况,最早在《内经》有记载。《灵枢·经脉》说:"人始生,先成精,精成而脑髓生,骨为干,脉为营,筋为刚,肉为墙,皮肤坚而毛发长。"此后多有论述胎儿发育者,而徐之才《逐月养胎法》所论较切实际,即《备急千金要方》说:"妊娠一月始胚,二月始膏,三月始胞,四月形体成,五月胎动,六月筋骨立,七月发生,八月脏腑具,九月谷气入胃,十月诸神备,日满即产矣。"说明前人对胎儿的发育、成熟有详细观察。

二、妊娠的机制

女子发育成熟后,月经按期来潮,就有了孕育的功能。受孕的机理在于肾气充盛,天癸成熟,冲任二脉功能正常,男女两精相合,就可以构成胎孕。《灵枢·决气》说:"两神相搏,合而成形。"《女科正宗》说:"男精壮而女经调,有子之道也。"正说明了构成胎孕的生理过程和必要条件。另外,受孕须有一定时机,《证治准绳》引袁了凡语:"凡妇人一月经行一度,必有一日氤氲之候,于一时辰间……此的候也……顺而施之,则成胎矣。"这里所说的"氤氲之候""的候"相当于西医学所称之排卵期,正是受孕的良机。

第二节　产褥生理

一、产褥的定义

产后6周内称产褥期。除乳腺外,产妇其他器官逐渐恢复到孕前状态。

二、产褥的生理特点

分娩时的用力汗出和产创出血,损伤了阴液,机体的生理特点是"阴血骤虚,阳气易浮"。因此在产后1～2日内,常有轻微的发热、自汗等阴虚阳旺的症状,如无其他致病因素,一般短时间内会自然消失。

产后数日内,胞宫尚未复常而有阵缩,故小腹常有轻微阵痛,称"儿枕痛"。在产后2周内因胞宫尚未回缩到盆腔,所以小腹按之有包块。大约产后6周,胞宫才能恢复到孕前大小。

产后自子宫经阴道不断有余血浊液流出,称为恶露。先是暗红色血液的血性恶露,持续3～4日;以后血液颜色逐渐由深变浅,其量也由多变少,为浆液性恶露,一般持续10日左右;继而为不含血液的白色恶露,约持续3周干净。

产褥期既有血虚,又有恶露的瘀,故产褥期的生理特点是"多虚多瘀"。

第三节　哺乳生理

新产妇一般产后第2天可以挤出初乳,约持续7天后逐渐变为成熟乳。

母乳营养丰富,易消化,并可增强抗病能力。分娩后 30 分钟内可令新生儿吮吸乳头,以刺激乳汁尽早分泌,让婴儿吃到免疫价值极高的初乳,增强抗病能力,促进胎粪排出,同时促进母亲子宫收缩,减少出血,尽早建立母子感情联系。母乳喂养提倡按需哺乳,即按婴儿的需要哺乳,不规定哺乳的时间和次数,婴儿饥饿时或母亲感到乳房充满时就哺乳。一般吸空一侧乳房后再吸吮另一侧乳房。

母乳是产妇气血所化。《胎产心法》说:"产妇冲任血旺,脾胃气壮则乳足。"在哺乳期要使产妇保持心情舒畅、营养充足,乳房清洁,按需哺乳,这对保证乳汁的质和量有重要意义。哺乳时限,纯母乳喂养 4～6 个月,边喂母乳边加辅食。12～24 个月是婴儿断乳的适当月龄,最好在秋凉和春暖的季节里进行。

产后,脾胃生化之精微除供应母体营养需要外,另一部分则随冲脉与胃经之气上行,生化为乳汁,以供哺育婴儿的需要。薛立斋说:"血者,水谷之精气也,和调于五脏,洒陈于六腑,妇人则上为乳汁,下为月水。"故在哺乳期,气血上化为乳汁,一般无月经来潮,也比较不易受孕,但仍需避孕。

月经、带下、妊娠、分娩、哺乳是妇女的生理特点,这都是脏腑、经络、气血乃至天癸的化生功能作用于胞宫的结果,特别是与肾气、天癸的主导作用分不开的。

第四章　正常分娩

妊娠满 28 周及以上,胎儿及其附属物自临产开始发动到由母体娩出的全过程,称为分娩。妊娠 28 周至不满 37 足周期间分娩,称为早产;妊娠满 37 周至不满 42 足周期间分娩,称为足月产;妊娠满 42 周及以上分娩,称为过期产。

第一节　分娩动因

一、炎症反应学说

炎性细胞因子可能通过释放水解酶,引起胶原组织降解,促进宫颈成熟,从而诱导分娩发动。

二、机械性理论

妊娠晚期子宫腔内压力增加,子宫高度膨大。同时,胎儿先露部下降,压迫子宫下段及宫颈部,发生机械性扩张,通过交感神经传至下丘脑,作用于神经垂体,释放缩宫素,反射性引起子宫收缩。

三、内分泌控制理论

1. 前列腺素　现已研究发现,前列腺素不仅可以诱发妊娠子宫收缩,还能促进宫颈成熟,是分娩发动的重要因素。

2. **雌激素与孕激素**　人类妊娠处于高雌激素状态,孕酮是抑制子宫收缩的主要激素。

3. **缩宫素与缩宫素受体**　外源性缩宫素可诱发子宫收缩,临产后子宫蜕膜中缩宫素受体骤然增加 50 倍或更多,增强子宫对缩宫素的敏感性。

4. **内皮素**　通过自分泌和旁分泌形式,子宫局部产生的内皮素直接对子宫平滑肌产生收缩作用,还能刺激妊娠子宫和胎儿胎盘单位,使合成和释放前列腺素增多,间接诱发子宫收缩。

四、神经介质理论

子宫主要受自主神经支配,交感神经兴奋子宫肌层 α 肾上腺素能受体,促使子宫收缩。乙酰胆碱能使子宫肌细胞膜对 Na^+ 的通透性增加,加强子宫收缩。

综上所述,分娩触发机制复杂,分娩动因学说众多,但均难以完满阐述,目前认为是多因素综合作用的结果。不管分娩动因如何,宫颈成熟是分娩发动的必备条件,缩宫素与前列腺素是促进宫缩的最直接因素。

第二节　决定分娩的因素

一、产力

是指将胎儿及其附属物从宫腔内逼出的力量。产力又分为主要产力和辅助产力两种:子宫收缩力是主要产力,贯穿于整个分娩过程中;腹肌及膈肌和肛提肌的收缩力为辅助产力,仅在第二、三产程中应用。

(一) 子宫收缩力

主要产力,贯穿整个产程,使宫颈管展平,宫口扩张,胎先露下降,胎儿、胎盘娩出。临产后正常宫缩具有节律性、对称性、极性和缩复作用等特点。

1. 节律性　宫缩的节律性是临产的重要标志。是子宫不随意的、规律的阵发性收缩,每次收缩都是从弱到强(进行期),维持一定时间(极期),再由强到弱(退行期),直至进入间歇期,此时子宫肌肉松弛。宫缩时宫腔内压力增高,子宫血管及胎盘受压,子宫血流量减少,宫缩间歇时恢复,宫缩的节律性有利于胎儿的血流灌注。见图4-1。

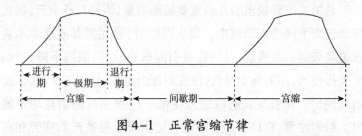

图 4-1　正常宫缩节律

2. 对称性　正常宫缩起自两侧子宫角部,并迅速向子宫底中线集中,再以 2 cm/s 速度向子宫下段扩散,约 15 秒均匀协调遍布整个子宫,左右对称一致,成为对称性(图4-2)。

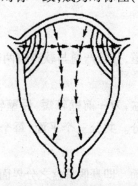

图 4-2　正常宫缩对称性

3. **极性** 宫缩由宫底部开始,循序向下扩展达子宫颈,收缩力以宫底部最强最持久,由上而下逐渐减弱,宫底部的收缩强度是子宫下段的2倍,成为极性。

4. **缩复作用** 宫缩时子宫上段肌纤维收缩变短,间歇时子宫肌纤维即放松,但不恢复其原来的长度而较原来略短,反复收缩使肌纤维越来越短,宫腔容积逐渐缩小,迫使宫颈管消失,胎先露下降,此为子宫肌纤维的缩复作用。

(二)腹肌及膈肌收缩力(腹压)

是第二产程娩出胎儿的重要辅助力量,当宫口开全后,胎先露部逐渐下降进入阴道中。每次宫缩时,胎先露部或前羊水囊压迫盆底组织及直肠,反射性地引起腹肌收缩,膈肌下降,产妇出现排便感,用力向下屏气,使腹内压力增加,作用于子宫,促使胎儿娩出。腹肌及膈肌收缩力在第三产程亦可使胎盘尽早娩出。必须注意,宫口未开全时过早运用腹压易致产妇疲劳和宫颈水肿,使产程延长,造成难产。

(三)肛提肌收缩力

协助胎先露完成内旋转、仰伸和胎盘娩出。

二、产道

胎儿娩出的通道,分骨产道与软产道两部分。

(一)骨产道

骨产道即真骨盆,为一前壁较短,后壁较长的弯形通道,是产道的重要组成部分。共分三个平面,每个平面又由多条径线组成:

1. **骨盆入口平面** 即真假骨盆之分界面,呈横椭圆形。有前后径、斜径及横径,其中前后径最短,与分娩关系最大(图4-3)。

（1）入口前后径:又称骶耻内径或真结合径。耻骨联合上缘中点至骶岬上缘中点的距离,平均值为 11 cm,径线的大小与胎先露的衔接密切相关。

（2）入口横径:左右髂耻间的最大距离,平均值为 13 cm。

（3）入口斜径:左右各一,左骶髂关节至右髂耻隆突间的距离为左斜径,相反方向的为右斜径,平均值为 12.75 cm。

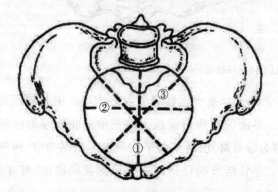

图 4-3　骨盆入口平面

注:①前后径;②横径;③斜径

（4）中骨盆平面:为骨盆最小平面,呈前后径长的纵椭圆形,是骨盆腔最狭窄部分,具有重要的产科临床意义。由耻骨联合下缘、两侧坐骨棘及骶骨下端共同形成,有 2 条径线。见图 4-4。

（5）中骨盆前后径:耻骨联合下缘中点通过两坐骨棘连线中点到骶骨下端间的距离,平均值为 11.5 cm。

（6）中骨盆横径:两坐骨棘间的距离,故也称坐骨棘间径。平均值为 10 cm,其值大小与胎先露内旋转密切相关。

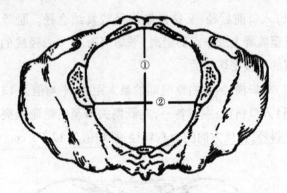

图 4-4　中骨盆平面

注：①前后径；②横径

2. **骨盆出口平面**　即真骨盆之出口。由共同底边的两个不在同一平面的三角形组成。前三角平面顶端为耻骨联合下缘，两侧为耻骨降支；后三角平面顶端为骶尾关节，两侧为骶结节韧带。坐骨结节间径是两三角形的共同底边，有 4 条径线。图 4-5。

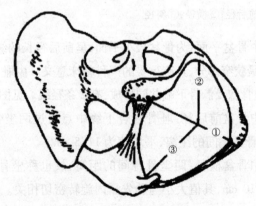

图 4-5　骨盆出口平面

注：①出口横径；②出口前矢状径；③出口后矢状径

(1)出口前后径:耻骨联合下缘中点至骶尾关节中点的距离,平均值为 11.5 cm。

(2)出口横径:又称坐骨结节间径。两坐骨结节内侧缘的距离,平均值为 9 cm。

(3)出口前矢状径:耻骨联合下缘中点至出口横径中点的距离,平均值为 6 cm。

(4)出口后矢状径:骶尾关节至出口横径中点的距离,平均值为 8.5 cm。若出口横径稍短,应测量出口后矢状径,如出口横径与出口后矢状径之和>15 cm 时,正常大小的胎头可通过后三角区经阴道娩出。

3. 骨盆轴与骨盆倾斜度

(1)骨盆轴:连接骨盆各个假想平面中心的曲线。其上段向下向后,中段向下,下段向下向前,分娩时,胎儿沿此曲线娩出,故又称产轴。见图 4-6。

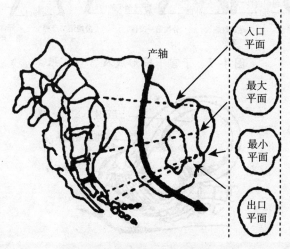

图 4-6　骨盆轴与骨盆倾斜径

（2）骨盆倾斜度：妇女直立时，骨盆入口平面与地平面形成的角度，称为骨盆倾斜度。正常为60°，如角度过大，可影响胎头衔接和娩出。

（二）软产道

由子宫下段、宫颈、阴道及盆底软组织构成的一个弯形通道。

1. 子宫下段的形成　妊娠期子宫峡部逐渐扩张、拉长形成子宫下段，成为子宫腔的一部分（图4-7）。非孕时子宫峡部约1 cm，临产时长达7～10 cm。由于子宫肌纤维的缩复作用，使上段肌壁越来越厚，下段肌壁被牵拉而越来越薄，在两者间的内面形成一环状隆起，称为生理缩复环。正常情况下，此环不能自腹部看到。见图4-8。

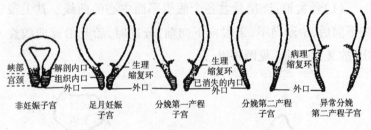

图4-7　子宫下段形成及宫口扩张

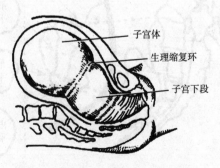

图4-8　软产道在临产后的变化

2. **宫颈的变化** 包括宫颈管消失与宫口扩张(图4-9)。临产后由于子宫肌纤维的收缩与缩复及韧带对宫颈的牵拉以及胎先露、前羊水囊的直接压迫,使宫颈管逐渐缩短、扩张,逐渐开大,直径约 10 cm,称为宫口开全。胎膜多在宫口近开全时自然破裂。初产妇先经子宫颈管消失,然后子宫颈外口逐渐开大;经产妇一般宫颈管消失与宫口扩张同时进行。

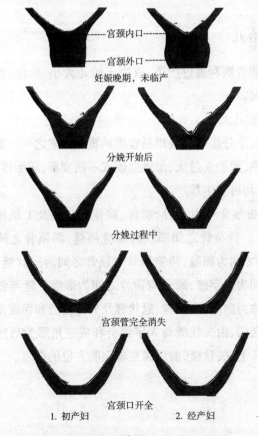

图 4-9 宫颈管消失与宫口扩张

3. 阴道、盆底软组织及会阴的变化 妊娠期阴道及盆底的组织和肌纤维增生肥大,血管变粗,血运丰富,组织变软,使之便于扩张,利于胎儿通过。当宫颈口开全时,前羊水囊与胎先露部压迫骨盆底,使软产道下段形成一个向前弯曲的筒状通道,阴道黏膜皱襞展平并使腔道加宽,肛提肌向下及两侧扩展,肌纤维拉长。此时,会阴体虽能承受一定压力,但保护会阴不当,也易造成裂伤。

三、胎儿

胎儿能否顺利通过产道,取决于胎儿大小、胎位、有无胎儿畸形等情况。

(一)胎儿大小

胎儿大小是影响分娩难易程度的重要因素之一。胎儿过大或过于成熟,致胎头过大、颅骨变硬或不能变形;或胎体肥胖、肩围过大等,均可发生难产。

1. 胎头颅骨 由顶骨、额骨、颞骨各2块及1块枕骨构成(图4-10)。骨与骨之间膜状缝隙称颅缝,两顶骨之间为矢状缝,两额骨之间为额缝,两侧额骨与顶骨之间为冠状缝,两顶骨与枕骨之间为人字缝,颞骨与顶骨之间为颞缝。缝与缝会和之处有空隙称为囟门,由额缝、冠状缝及矢状缝会和而成菱形为前囟也称大囟门,由矢状缝与人字缝会和成三角形为后囟也称小囟门。临床上,矢状缝、前后囟是确定胎方位的标志。

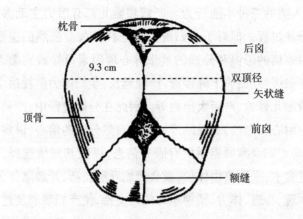

图4-10 胎儿颅骨、颅缝、囟门及径线

2. 胎头径线 主要有4条径线。双顶径又称最大横径:两侧顶骨隆突间距离,平均值9.3 cm。枕下前囟径又称小斜径:自前囟中央至枕骨隆突下的距离,平均值9.5 cm。枕额径又称前后径:自鼻根上方至枕骨隆突间的距离,平均值11.3 cm。枕颏径又称大斜径:自颏骨下方中央至后囟顶部间的距离,平均值13.3 cm。

(二)胎位

产道为纵形通道,当胎儿为纵产式时(头先露或臀先露),胎体纵轴与骨盆轴一致,容易通过,多可自然分娩。如为横产式,胎体纵轴与骨盆轴垂直,分娩困难,妊娠足月活胎不能通过产道,对母儿威胁极大。

(三)胎儿畸形

胎儿畸形如脑积水、联体儿等,均可使分娩发生困难。

四、精神心理因素

分娩是人类繁衍过程中的一个正常、自然及健康的生理过程,是人类的一种本能行为。产妇和婴儿都有潜力主动参与并完成分娩过程。但对于产妇确实是一种持久而强烈的应激原。产妇对疼痛的恐惧和分娩的紧张等心理因素可导致宫缩乏力、宫口扩张缓慢、胎头下降停滞、产程延长,孕妇体力消耗过多,甚至导致胎儿窘迫、产后大出血等。因此在分娩过程中,产科医护人员应耐心安慰产妇,鼓励产妇建立自然分娩的信心,讲解分娩过程,向产妇及家属提供所有服务信息,以便其知情选择,鼓励产妇进食水,采取自由体位,教会产妇呼吸技巧,开展陪伴分娩,提供生理、心理、体力、精神全方位的支持,使产妇顺利度过分娩全过程。

第三节　枕先露的分娩机制

分娩机制指胎儿先露随骨盆各平面的不同形态,被动进行的一连串适应性转动,以其最小径线通过产道的全过程。现以临床上最常见的枕左前位为例,说明如下:

一、衔接

双顶径进入骨盆入口平面,颅骨最低点接近或达到坐骨棘水平称为衔接(图4-11)。正常情况下,胎头处于半俯屈状态,以枕额径入盆,胎头的矢状缝衔接在骨盆入口的右斜径上,枕骨在骨盆左前方,衔接是决定胎头能否通过产道的关键。初产妇于预产期前1~2周内衔接,经产妇则多见于分娩开始后。如初产妇临产后胎头仍未衔接,应警惕头盆不称。

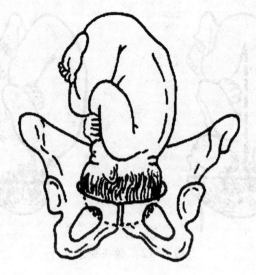

图4-11　胎头衔接

二、下降

胎儿沿骨盆轴前进的动作称为下降。下降与其他动作伴随进行,贯穿于分娩全过程。临床上将胎头下降程度作为产程进展的重要指标。

三、俯屈

当胎头继续下降,遇到盆底阻力时,借助杠杆作用使原处于半俯屈的胎头进一步俯屈(图4-12),使颏部靠近胸部,由原来衔接的枕额径,俯屈为最小枕下前囟径,以适应产道形态,利于胎头继续下降。

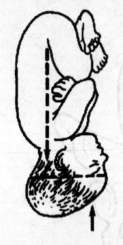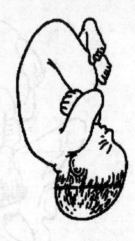

图 4-12　胎头俯屈

四、内旋转

　　胎头围绕骨盆纵轴向前旋转,使其矢状缝与中骨盆及骨盆出口前后径一致的动作称为内旋转(图 4-13)。枕左前位的胎头向前旋转 45°。胎头向前向中线旋转 45°时,小囟转至耻骨弓下,使矢状缝与中骨盆及骨盆出口前后径一致。胎头于第一产程末完成内旋转动作。

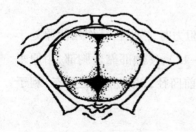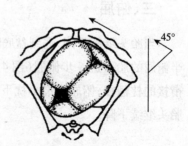

图 4-13　胎头内旋转

五、仰伸

内旋转后,由于产力迫使胎头继续下降,当俯屈的胎头到达阴道外口时,肛提肌收缩力又将胎头向前推进,在两者合力作用下使胎头沿产轴转向前,其枕骨下部抵达耻骨联合下缘时,即以此为支点,胎头逐渐仰伸,依次娩出顶、额、鼻、口、颏(图4-14)。此时胎儿双肩径沿左斜径进入骨盆入口。

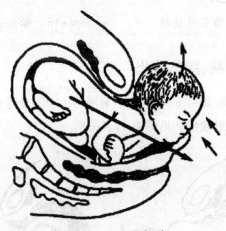

图4-14　胎头仰伸

六、复位及外旋转

胎头娩出后,为使胎头与胎肩恢复正常关系,胎头枕部向左旋转45°,称为复位。此时,胎肩正通过产道,前肩向前向中线旋转45°,使双肩径与骨盆出口前后径一致,胎头枕部在外继续向左旋转45°以保持胎头与胎肩垂直关系称为外旋转。见图4-15、4-16。

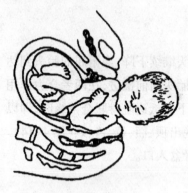 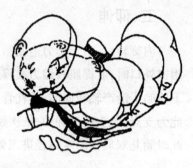

图 4-15　胎头外旋转　　　　　图 4-16　胎头娩出全过程

七、胎肩、胎体娩出

前肩于耻骨弓下先娩出，后肩随即由会阴前缘娩出，继之胎体及四肢相继娩出。见图 4-17、4-18。

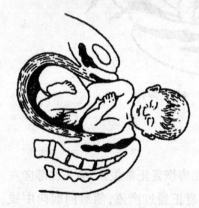 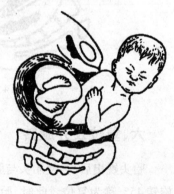

图 4-17　胎儿前肩娩出　　　　　图 4-18　胎儿后肩娩出

第四节 先兆临产、临产与产程

一、先兆临产

分娩前产妇出现预示不久将临产的症状,称为先兆临产。

1. 假阵缩　临产前 1~2 周常出现宫缩,持续时间短,间歇时间不规律,夜间多出现,清晨消失,宫缩强度不增强,宫颈口不随宫缩而扩张,使用镇静剂后逐渐减弱或消失。

2. 见红　因子宫颈内口附近的胎膜与子宫壁分离,期间毛细血管破裂而有少量出血并与宫颈管内黏液栓混合,自阴道排出,称为见红,是即将临产的可靠征象。大多数孕妇在临产前 24~48 小时内见红。

3. 胎儿下降感　又称轻松感,系由于胎先露进入骨盆入口,宫底位置下降,孕妇顿感轻松,上腹部胀感消失,呼吸舒畅,进食量增加,因膀胱受压常有尿频症状。

二、临产诊断

临产的主要标志是规律的且逐渐增强的子宫收缩,持续 30 秒,间歇 5~6 分钟,并且伴随进行性子宫颈管展平、宫颈口扩张和胎先露的下降。

三、总产程及产程分期与处理

总产程:从规律性子宫收缩开始至胎儿、胎盘娩出的时间称为总产程。分娩过程可分为三个产程。

1. 第一产程 又称宫颈扩张期,自规律宫缩开始到宫口开全。初产妇需 11~12 小时,经产妇需 6~8 小时。

【第一产程临床经过及处理】

(1)临床表现

①规律宫缩:产程开始时,宫缩持续时间较短约 30 秒,间歇时间较长 5~6 分钟,强度也较弱,随产程进展,持续时间逐渐增长,间歇时间逐渐缩短,强度不断增加,当宫口开全时,宫缩持续时间可达 1 分钟或以上,间歇时间仅 1~2 分钟。

②宫口扩张:当宫缩渐频并增强时,宫颈管逐渐缩短、消失,宫口逐渐扩张,潜伏期宫口扩张较慢,进入活跃期后速度加快,临床上通过肛诊或阴道检查确定宫口扩张情况,若宫口不能如期扩张,需警惕异常情况发生。

③胎头下降:通过肛诊或阴道检查,可确定胎头颅骨最低点的位置,并可判断胎方位。

④胎膜破裂:胎先露前面的羊水,称为前羊水,有 50~100 ml。当羊膜腔内压力增加到一定程度时,胎膜破裂,正常产程时胎膜多在宫口近全时自然破裂。

(2)产程监护与处理:临床上多采用产程图监测产程(图4-19)。产程图是将宫口扩张程度、胎头下降程度、胎心及宫缩情况以图形记录,其优点是使产程一目了然。产程图的横坐标为临产时间,纵坐标左侧为宫口扩张情况,右侧为先露下降情况。

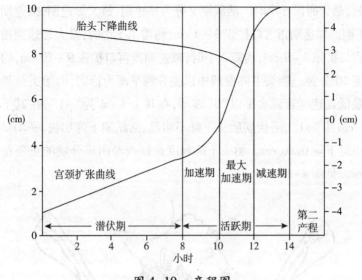

图4-19 产程图

①子宫收缩:监测宫缩最简单方法是助产人员将手掌放在产妇腹壁上,宫缩时宫体隆起变硬,间歇期松弛变软。产程中需连续定时观察并记录宫缩持续时间、强度及间歇时间。监护仪有外监护及内监护两种类型,临床常用外监护。

②胎心:胎心听取的方法有两种,即听诊器听取及使用胎儿监护仪。现常用电子胎心听诊器,潜伏期每1~2小时听胎心1次,活跃期每15~30分钟听胎心1次,在宫缩间歇期听诊1分钟。胎心监护仪可观察胎心率变异及其与宫缩、胎动的关系。

③宫口扩张及胎头下降:应用产程图中重要的两条曲线,宫口扩张曲线及胎头下降曲线,指导产程中的处理。在宫口扩张曲线中将第一产程分为潜伏期和活跃期。潜伏期是指规律宫缩开始到宫口开大3 cm。平均2~3小时开大1 cm,约需8小时,最大时限16小时。活跃期是指宫口开大3~10 cm,约需4小

时,最大时限 8 小时。活跃期又分为加速期、最大加速期、减速期
3 期。加速期指宫口扩张 3~4 cm,约需 1.5 小时;最大加速期指
宫口扩张 4~9 cm,约需 2 小时;减速期指宫口扩张 9~10 cm,约
需 30 分钟。胎头下降曲线中以坐骨棘平面为标志,即胎头颅骨
最低点达坐骨棘水平以"0"表示,在其上 1 cm 为"-1",在其下
1 cm 为"+1",潜伏期胎头下降不明显,活跃期下降加快,平均每
小时下降 0.86 cm。胎头下降程度是能否经阴道分娩的重要指
标。见图 4-20。

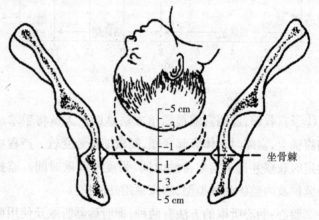

图 4-20　胎头高低的判定

④胎膜破裂:一旦发现胎膜破裂应立即听取胎心音,并观察
羊水的量、色及性状,记录破膜时间。破膜多在宫口近全时自然
破裂。

⑤阴道检查:在严密消毒后进行阴道检查,触清宫颈边缘,
准确估计宫颈管是否消失、宫口扩张程度、胎膜破否、胎先露的
高低及胎方位。对轻度头盆不称可试产,产程进展缓慢、疑有脐
带先露或脐带脱垂者,阴道检查尤为重要。

⑥肛门检查:肛诊检查时,产妇仰卧,两腿屈曲分开,检查者用无菌纸遮盖阴道口以防感染,右手示指戴指套蘸润滑剂轻轻按摩肛门伸入直肠,了解尾骨活动度,坐骨棘是否内突,胎先露的高低,宫颈口扩张情况及胎膜是否破裂,如头先露,若无胎头水肿,可查到颅缝及囟门的位置,有助于确定胎方位。

⑦其他处理:产程中每4~6小时测量血压1次,血压升高者应增加测量次数。鼓励产妇少量多次进食水,吃高热量易消化食物。产程中采取自由体位,多活动。勤排大小便,2~4小时排尿一次。安慰产妇并耐心讲解分娩是生理过程,指导产妇呼吸及躯体放松技巧,使产妇与助产人员密切合作,以利顺利分娩。

2. 第二产程　又称胎儿娩出期,系指宫口开全到胎儿娩出的时间。初产妇需1~2小时,经产妇需数分钟至1小时。

【第二产程临床经过及处理】

(1)临床表现:宫口开全后,胎膜多自然破裂,若胎膜未破,可行人工破膜。破膜后,宫缩短暂停止,继之宫缩较前增强,每次持续1分钟,间歇1~2分钟。先露部继续下降,由于先露部压迫盆底组织,产妇发生反射性排便感,不自主地向下屏气,一次宫缩可屏气2~3次。随产程进展,会阴逐渐膨隆变薄,肛门松弛。胎头于宫缩时露出于阴道口,在宫缩间歇期胎头又缩回阴道内称为胎头拔露(图4-21)。当双顶径越过骨盆出口宫缩间歇期胎头也不再回缩,称胎头着冠(图4-22)。此时,会阴部极度紧张,继之胎头枕骨部于耻骨联合下露出,并以耻骨下缘为支点进行仰伸,娩出胎头后进行复位、外旋转,随后前肩和后肩相继娩出,胎体娩出,后羊水随之涌出。

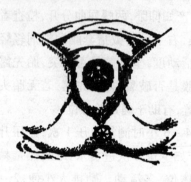

图 4-21　胎头拔露

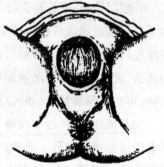

图 4-22　胎头着冠

（2）观察产程及处理

①密切监测胎心：第二产程宫缩频而强，容易发生胎儿窘迫，应密切监测胎心，5～10分钟听胎心1次，胎心监护仪持续监护更佳，如胎心异常，应立即阴道检查，尽快结束分娩。

②指导产妇屏气：指导产妇在宫缩时正确运用腹压，让产妇两腿屈曲分开，双足蹬在产床上，两手紧握产床把手，每当宫缩时深吸气屏住，像解大便一样向下屏气（图4-23）。宫缩间歇时，全身放松，安静休息，保存体力，一次宫缩屏气2～3次。

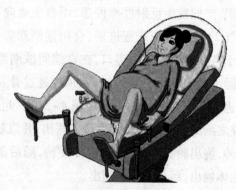

图 4-23　分娩体位

③接产准备:初产妇宫口开全,经产妇宫口开大4~5 cm,即应送上产床准备接生。产妇取膀胱截石位,臀下放橡皮垫,用蘸肥皂水的消毒棉纱球擦洗外阴部,顺序:大阴唇、小阴唇、阴阜、大腿内上1/3、会阴及肛门周围,然后用温开水冲净肥皂水(图4-24)。用消毒干纱布盖住阴道口,防止冲洗液流入阴道。然后用碘伏消毒,臀下铺无菌单,接生者准备接生。

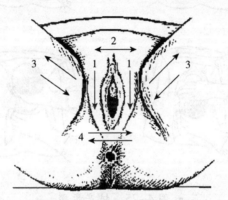

图4-24 会阴擦洗及消毒

1.大阴唇、小阴唇;2.阴阜;3.大腿内上1/3;4.会阴及肛门

④接产:接生者站在产妇右侧,当胎头拨露时开始保护会阴,会阴部盖无菌巾,接生者右肘支在产床上,利用手掌大鱼际肌抵住会阴部,宫缩时向上内方托压,同时下压胎头枕部,协助胎头俯屈,使胎头在宫缩间歇时以最小径线枕下前囟径缓慢娩出(图4-25)。为避免严重会阴裂伤,初产妇可于宫缩时胎头拨露直径达3~4 cm时行会阴切开术。见图4-26、4-27。如有脐带绕颈,缠绕1周可顺肩部推上或沿头部滑下;如缠绕2周以上或较紧者,用两把血管钳夹住脐带,并在两钳间剪断。胎头娩出后挤出口鼻内黏液及羊水,待胎头外旋转后下压胎儿颈部以助前肩娩出,再上提胎儿头娩出后肩,待双肩都娩出后,方可松

开保护会阴的手,以双手扶持胎体及下肢娩出。

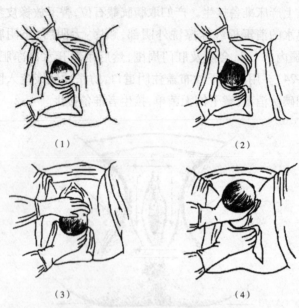

图 4-25　接产步骤

(1)保护会阴,协助胎头俯屈;(2)协助胎头仰伸;(3)协助前肩娩出;(4)协助后肩娩出

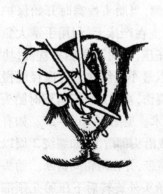
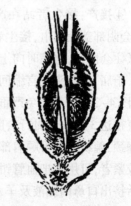

图 4-26　会阴左侧后-斜切开　　　图 4-27　会阴正中切开

3. 第三产程 又称胎盘娩出期,系指胎儿娩出到胎盘娩出的时间。需 5~15 分钟,不应超过 30 分钟。

【第三产程临床经过及处理】

(1)临床表现:胎儿娩出后,子宫收缩暂停,产妇感到轻松,宫底下降到平脐,数分钟后重现宫缩,促使胎盘剥离娩出。

①胎盘剥离的征象:子宫呈球形,宫底上升;露出阴道口外的脐带延长;阴道少量的流血;耻骨联合处轻压子宫下段,脐带不回缩(图4-28)。

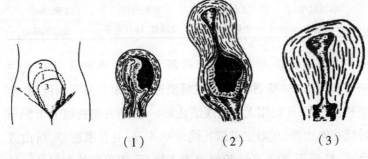

(1)　　　　　(2)　　　　　(3)

图 4-28 胎盘剥离征象

(1)胎盘剥离开始;(2)胎盘降至子宫下段;(3)胎盘娩出后

②剥离及排出的方式:a. 胎儿面娩出:胎盘中央部分先剥离,娩出后出血,临床上此方式多见。b. 母体面娩出:胎盘边缘部分先剥离,流血后娩出,且出血量较多。

(2)处理

①新生儿处理:胎儿娩出后,立即挤出口鼻内黏液及羊水,以免发生吸入性肺炎。临床上多采用阿普加评分判断新生儿有无窒息及其严重程度。该评分是以出生后 1 分钟内的心率、呼吸、肌张力、喉反射及皮肤颜色 5 项体征为依据,每项正常为 2 分,满分为 10 分。8~10 分为正常,4~7 分为轻度窒息,

0~3分为重度窒息(表4-1)。1分钟评分是反映宫内情况,5分钟评分及以后是反映复苏效果,与预后关系密切。临床恶化以皮肤颜色最灵敏,呼吸为基础,心率为最终消失的指标。复苏后肌张力恢复越快,预后越好。

表4-1 新生儿Apgar评分法

体征	0分	1分	2分
心率	0	<100次/min	≥100次/min
呼吸	0	浅慢,不规则	佳,哭声响亮
肌张力	松弛	四肢稍屈曲	四肢屈曲,活动好
喉反射	无反射	有些动作	咳嗽,恶心
皮肤颜色	全身苍白	身体红,四肢青紫	全身粉红

②处理脐带:胎儿娩出后,待新生儿大声啼哭后,即可处理脐带。用2.5%碘酒及75%酒精消毒脐带根部及其周围,在距脐根部0.5 cm处用无菌丝线结扎第一道,再在结扎线上0.5 cm处结扎第二道,在第二道结扎线外0.5 cm处剪断脐带,挤出残余血,断面用20%高锰酸钾消毒干燥后,用无菌纱布包扎。处理脐带时需注意新生儿保暖,脐带扎紧防止出血,避免高锰酸钾接触新生儿皮肤,以免皮肤灼伤。目前常用气门芯、脐带夹等方法取代双重结扎脐带法,均获得脐带脱落早和感染发生率低的效果。

③处理新生儿:对新生儿进行全身检查,于新生儿手腕和包被上系标明母亲姓名、病历号,新生儿性别、体重、出生时间的标记,并留新生儿足印及产妇拇指印于病历上,将新生儿抱给产妇进行皮肤早接触。

④协助娩出胎盘:胎盘剥离征象出现后,接生者于宫缩时左手握住宫底并下压,右手轻拉脐带待胎盘娩至阴道口时,双手握

住胎盘朝一个方向旋转缓慢向外牵拉,协助胎盘胎膜全部娩出(图4-29)。切忌过早挤压子宫或拉紧脐带急于娩出胎盘,以免引起脐带断裂或子宫内翻等严重并发症。

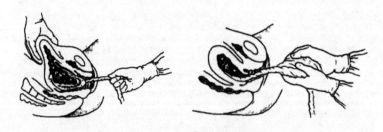

图4-29　协助胎盘娩出

⑤检查胎盘、胎膜:将胎盘铺平,检查母体面有无胎盘小叶缺损,再将胎盘提起检查胎膜是否完整,检查胎盘胎儿面边缘有无断裂的血管,可及时发现副胎盘,并测量其大小及重量,记录在病历上。如有副胎盘、部分胎盘残留或大部分胎膜残留时,应立即重新消毒,更换手套徒手入宫腔取出残留组织或行清宫术。

⑥检查软产道:胎盘娩出后,要仔细检查会阴、阴道及宫颈,发现有裂伤者,应及时缝合。

⑦预防产后出血:为预防产后出血,可在胎儿前肩娩出时静注缩宫素 10～20 U 或胎儿前肩娩出后立即肌注缩宫素 10 U 或缩宫素 10 U 加于生理盐水 20 ml 经脐静脉快速注入,促使胎盘剥离减少产后出血。

4. 产后护理　胎盘娩出至产后 2 小时,称为第四产程。产后出血易发生在产后 2 小时,因此,第四产程应在产房观察。

(1)帮助母亲进行母乳喂养。

(2)产后 15 分钟、30 分钟、60 分钟、90 分钟、120 分钟分别记录血压、脉搏、宫底高度、阴道出血量及尿量。

（3）注意观察母婴的一般情况，注意母婴保暖。

（4）总结分娩经过，详细填写分娩记录。

第五章　妊娠病

第一节　妊娠病小论

妊娠期间,发生与妊娠有关的疾病,称妊娠病,又称"胎前病"。妊娠病不但影响孕妇的健康,还可妨碍妊娠的继续和胎儿的正常发育,甚至导致堕胎、小产,威胁孕妇生命,故必须高度重视妊娠病的预防和发病后的治疗。

常见的妊娠病有:妊娠恶阻、妊娠腹痛、异位妊娠、胎漏、胎动不安、葡萄胎、滑胎、胎萎不长、胎死不下、子满、子肿、子晕子痫、妊娠心烦、妊娠小便淋痛、妊娠小便不通、妊娠贫血等。

妊娠病常见的发病机制有四方面:①阴血虚。受孕以后,阴血聚于冲任以养胎,导致阴血偏虚,阳气偏亢。②脾肾虚。脾虚导致气血生化之源匮乏,致胎失所养。若脾虚湿聚,则泛溢肌肤或水停胞中为病;肾虚导致胎失所系,致胎元不固。③冲气上逆。受孕以后经血聚于冲任、冲脉气盛,冲脉隶于阳明,若胃气素虚,冲气上逆犯胃,导致胃失和降则呕恶。④气滞。素多忧郁,气机不畅,腹中胎儿渐大,易导致气机升降失常,气滞则血瘀而致病。

妊娠病的诊断:根据停经史,早孕反应,乳头、乳晕着色,脉滑等临床表现,结合辅助检查如妊娠试验、基础体温、B超等诊断妊娠。还需与激经、闭经、癥瘕等鉴别。再根据临床症状和查体确诊为哪种妊娠病。妊娠病的诊断,要注意胎元已损与未损的鉴别,注意监测胎儿的生长发育情况。

妊娠病的治疗原则:大多是治病与安胎并举。安胎之法,以补肾脾为主,补肾为固胎之本,培脾乃益血之源,但以胎元的正常为前提。胎元正常者,如因母体有病而致胎不安者,重在治疗母病,病去则胎自安;若因胎元不固而致母病者,重在安胎,胎安则母病自愈。若胎元不正常者,胎堕难免,或胎死不下,或母病不宜继续妊娠者,则宜从速下胎以益母。

妊娠期用药原则:凡峻下、滑利、祛瘀、破血、耗气、散气以及一切有毒药品,都应慎用或禁用。如病情确实需要,亦可斟酌利弊适当选用,如妊娠恶阻也可适当选用法半夏等药物;若有瘀阻胎元时,还可在补肾安胎的基础上酌情配以活血化瘀药,但要严格掌握药物剂量和用药时间,所谓"有故无殒,亦无殒也"。"衰其大半而止",以防动胎伤胎。

妊娠病的辨证:首先应分清是母病抑或是胎病。若因母病而胎不安者,孕后经常自觉腰酸腹坠,若有堕胎或小产史,大多属肾虚;孕后若小腹绵绵作痛,大多属虚证。虚证需结合妇科病证、全身证候及舌脉合参而辨。还应辨明胎儿情况,以明是安胎,还是下胎益母。如孕后阴道少量流血,无腹痛或轻微腹痛,胎儿存活者,则安胎;若阴道流血量多,腹痛阵阵,胚胎已死,则应去胎益母。

第二节　恶阻

一、概述

妊娠早期出现恶心呕吐,头晕倦怠,甚至食入即吐者,称为"恶阻"。亦称之为"子病""病儿""阻病"。有关恶阻的记载,最早见于汉代《金匮要略·妇人妊娠病脉证并治》。若妊娠早期仅有恶心择食,头晕或晨起偶有呕吐者,为正常早孕反应,不属病态,一般3个月后逐渐消失。隋代巢元方《诸病源候论·恶阻候》首次提出恶阻病名,并指出"此由妇人元本虚羸,血气不足,肾气又弱,兼当风饮冷太过,心下有痰水夹之,而有娠也。"

西医学的妊娠剧吐可参照本病辨治。

二、病因病机

病因至今不明,鉴于早孕反应出现与消失的时间,恰与孕妇血 HCG 值上升与下降的时间相吻合;葡萄胎、多胎妊娠的孕妇血 HCG 值显著增高,早孕反应亦较重,说明妊娠剧吐与血中 HCG 水平增高有关。精神紧张、焦虑的妇女易发生妊娠剧吐,提示本病可能与精神因素有关。

中医学认为,本病的发病机制主要是冲气上逆,胃失和降。临床常见的病因病机为脾胃虚弱、肝胃不和,并可继发气阴两虚的恶阻重症。

三、诊断

1. **病史**　有停经史、早孕反应。

2. **临床表现**　恶心呕吐频繁、头晕、厌食,甚则恶闻食气,食入即吐,不食亦吐。重者可出现全身乏力、消瘦、精神萎靡,更重者可见血压下降、体温升高、黄疸、嗜睡或昏迷。

3. **检查**

(1)妇科检查:子宫增大与停经月份相符,子宫变软。

(2)辅助检查:尿妊娠试验阳性;为识别病情轻重和判断预后,还应进行尿酮体,体温,脉搏,血压,电解质,肝、肾及甲状腺功能的检测,以及心电图检查。

四、鉴别诊断

1. **葡萄胎**　恶心呕吐剧烈,阴道不规则出血,偶有水泡状胎块排出,子宫大小与停经月份不符,多数较停经月份大,质软,HCG 水平显著升高,B 超显示宫腔内呈落雪状图像,而无妊娠囊、胎儿结构及胎心搏动征。

2. **妊娠合并急性胃肠炎**　常有饮食不节史,除恶心呕吐外多伴有上腹部或全腹阵发性疼痛,可伴有腹泻,大便检查可见白细胞及脓细胞。

3. **孕痛**　妊娠期急性阑尾炎,开始于脐周或中上腹部疼痛,逐渐转移到右下腹疼痛;伴有恶心呕吐,查体腹部有压痛、反跳痛及肌紧张,可出现体温升高和白细胞增多。

五、辨证论治

1. **脾胃虚弱证**

主要证候:妊娠以后恶心呕吐不食,甚则食入即吐,口淡或呕吐清涎,头晕体倦,神疲思睡,脘痞腹胀,舌淡苔白润,脉缓滑无力。

证候分析:脾胃素虚,孕后阴血聚下以养胎,冲气上逆,胃气不降,反随逆气上冲,故呕恶不食,或食入即吐。脾胃虚弱,中阳不振,浊气不降,则呕吐清涎,口淡,神疲思睡。舌淡苔白润,脉缓滑无力。

均为脾胃虚弱之征。

治法:健脾和胃,降逆止呕。

方药:香砂六君子汤(《名医方论》)。

组成:党参,白术,茯苓,甘草,半夏,陈皮,木香,砂仁,生姜,大枣。

方解:方中四君子汤健脾养胃和中,砂仁、半夏温胃降逆止呕,陈皮、木香理气行滞,大枣补脾。全方补脾胃而降逆气,使呕吐得止。

2. 肝胃不和证

主要证候:妊娠初期,恶心,呕吐酸水或苦水,恶闻油腻,烦渴口苦,胸满胁痛,头胀而晕,嗳气叹息,舌淡红,苔微黄,脉弦滑。

证候分析:证由肝气郁结,失于疏泄,肝脉挟胃贯膈,肝气上逆犯胃,则胸满呕逆。肝气不舒,则两胁胀痛,嗳气叹息。肝气上逆空窍则头胀而晕。肝与胆相表里,肝气上逆,胆火随着上升,胆热液泄,则呕吐酸水或苦水,烦渴口苦。舌苔微黄,脉弦滑,亦为肝胃不和之象。

治法:清肝和胃,降逆止呕。

方药:苏叶黄连汤(《温热经纬》)酌加半夏、陈皮、竹茹、乌梅。

组成:苏叶,黄连。

方解:方中苏叶、陈皮理气和胃;竹茹清热止呕;黄连苦寒降胃气;半夏降逆止呕;乌梅味酸抑肝,肝胃得和,逆气得降,则呕自止。

3. 气阴两虚证

主要证候:呕吐剧烈,持续日久,则变为干呕或呕吐苦黄水甚则呕吐带血物,出现精神萎靡,形体消瘦,眼眶下陷,双目无神,四肢乏力,或发热口渴,尿少便秘,唇舌干燥,舌质红,苔薄黄而干或光剥,脉细滑数无力。

证候分析:因呕吐剧烈、持续日久,饮食少导致阴液亏损,精气耗散,故而出现精神萎靡,形体消瘦,眼眶下陷,四肢乏力。舌质红,苔薄黄而干或光剥,脉细滑数无力,均为气阴两虚的严重证候。

治法:益气养阴,和胃止呕。

方药:用生脉散(《内外伤辨惑论》)合增液汤(《温病条辨》)加陈皮、竹茹、天花粉。

组成:生脉散:人参,麦冬,五味子。

增液汤:玄参,麦冬,生地。

方解:方中生脉散益气生津;增液汤增液补阴;竹茹、天花粉清热止呕,陈皮和胃气,止呕逆。

六、转归与预后

经上述治疗,若病情不见好转,体温增高达38℃以上,心率每分钟超过120次或出现黄疸等严重情况时,应考虑终止妊娠。

七、预防与调摄

由于精神紧张、焦虑的妇女易发生妊娠剧吐,提示本病可能与精神因素有关。故应使患者保持乐观愉快的情绪,避免精神刺激。饮食宜清淡、易消化的食物,忌肥甘厚味及辛辣之品,鼓励少食多餐,服药应采取少量缓缓呷服之法,以获药力。

八、西医治疗原则

1. **一般治疗**　应给予精神安慰劝导,注意其精神状态,了解其思想情绪,解除顾虑,使其保持乐观愉快的情绪,避免精神刺激。

2. **药物治疗**　根据呕吐严重情况及病人一般状况,可每日静脉滴注葡萄糖液及葡萄糖盐水共 3000 ml。输液中加入氯化钾、维生素 C 及维生素 B_6,同时肌注维生素 B_1。严重者禁食水,合并有代谢性酸中毒者,应根据血二氧化碳结合力值或血气分析结果,静脉滴注碳酸氢钠溶液。每日尿量至少应达到 1000 ml。一般经上诉治疗 2~3 日,病情多逐渐好转。呕吐减轻后,可以试进饮食,减少补液量,各项化验指标正常后可停止补液。

第三节　妊娠腹痛

一、概述

妊娠期因胞脉阻滞或失养,发生小腹疼痛者,称为"妊娠腹痛",亦名"胞阻"。也称"痛胎""胎痛""妊娠小腹痛"。胞阻之名,最早见于《金匮要略·妇人妊娠病脉证并治》。"妊娠腹痛"始于隋代《诸病源候论·妇人妊娠病诸候》。后世医家认为妊娠腹痛不伴下血,清代《胎产心法·诸痛论》阐述,妊娠腹痛的特点为"不时腹痛"。

西医学先兆流产的部分症状属本病范畴。

二、病因病机

胚胎染色体异常、母体全身性疾病、生殖器官异常、内分泌异常、强烈应激及不良习惯、免疫功能异常、周边环境存在放射线或有毒有害化学物质,这些因素均可以引起流产。先兆流产是个动态过程,转归与预后不尽相同。

中医学认为,本病的发病机制主要是气郁、血瘀、血虚、虚寒,以致胞脉、胞络阻滞或失养,气血运行不畅,"不通则痛"或"不荣则痛"。其病位在胞脉、胞络,尚未损伤胎元。

三、诊断

1. 病史　有停经史及早孕反应。

2. 临床表现　妊娠期出现小腹部疼痛,程度不重,以小腹绵绵作痛常见,或冷痛不适,或隐隐作痛,或小腹连及胁肋胀痛。

3. 检查

(1)妇科检查:妊娠子宫。腹部柔软不拒按。

(2)辅助检查:尿妊娠试验阳性。B超提示宫内活胎。

四、鉴别诊断

1. 异位妊娠:输卵管妊娠有时也伴有小腹疼痛,与本病相似,可通过B超检查以鉴别。若输卵管妊娠破裂或流产后,则突然出现一侧下腹部撕裂样剧痛,常伴昏厥或休克;腹部检查,有下腹压痛及反跳痛,腹腔内出血多时,可叩及移动性浊音;可通过B超、后穹窿穿刺等检查得以鉴别。

2. 胎动不安　除小腹疼痛外,常伴有腰酸、小腹坠胀或阴道少量流血等症状,临证不难鉴别。

3. **妊娠合并卵巢囊肿蒂扭转** 既往有卵巢囊肿病史,常发生于妊娠中期,突然出现一侧下腹部绞痛,甚至昏厥,常常伴有恶心及呕吐。与妊娠腹痛有明显差异。通过病史,结合查体及 B 超可作出鉴别。

五、辨证论治

1. **血虚证**

主要证候:妊娠小腹绵绵作痛,头晕心悸,失眠多梦,面色萎黄,舌淡,苔薄白,脉细滑。

证候分析:素体血虚,孕后血聚养胎而愈虚,致胞脉失养,所以小腹绵绵作痛;血虚髓海失养,则头晕;血不养心,则心悸;神不安舍,则少寐多梦;血虚不能上荣于面,故面色萎黄。舌淡,苔薄白,脉细滑,为血虚之征。

治法:补血养血,止痛安胎。

方药:当归芍药散(《金匮要略》)去泽泻,加党参。

组成:当归,芍药,川芎,白术,茯苓,党参。

方解:方中当归、川芎养血活血,行血中之滞;芍药养血缓急止痛;党参、白术、茯苓健脾益气以资生化之源。全方使气充而血沛,气血运行调畅,以收胎安痛止之效。若血虚甚者,酌加枸杞子、制首乌、菟丝子滋肾养血,濡养胞脉;心悸失眠者,酌加酸枣仁、龙眼肉、五味子养血宁心安神

2. **虚寒证**

主要证候:妊娠小腹冷痛,喜温喜按,形寒肢冷,倦怠无力,面色㿠白,舌淡,苔白,脉细滑。

证候分析:素体阳虚,孕后胞脉失于温煦,故小腹冷痛,喜温喜按;中阳不振,则倦怠无力;阳气不能外达,故形寒肢冷;面色㿠白,舌淡,苔白,脉细滑,为虚寒之征。

治法:暖宫止痛,养血安胎。

方药:胶艾汤(《金匮要略》)。

组成:阿胶,艾叶,当归,川芎,白芍,干地黄,甘草。

方解:方中艾叶暖宫止痛;当归、川芎养血行滞;白芍、甘草缓急止痛;阿胶、干地黄养血安胎。全方共奏暖宫止痛、养血安胎之效。若肾阳虚衰,兼腰痛者,酌加杜仲、巴戟天、补骨脂以温肾助阳,使阴寒消散,气血流畅,则腹痛可止。

3. 气滞证

主要证候:妊娠小腹胀痛,情志抑郁或烦躁易怒,伴胸胁胀满,舌红,苔薄,脉弦滑。

证候分析:素性忧郁,肝失条达,气机不畅,孕后胞脉阻滞,故小腹胀痛;气滞肝脉,故胸胁胀满;气郁无以宣达,气机不畅,故情志抑郁,或烦躁易怒。舌红,苔薄,脉弦滑,为肝郁气滞之征。

治法:舒肝解郁,养血安胎。

方药:逍遥散(《太平惠民和剂局方》)。

组成:柴胡,白术,茯苓,当归,白芍,薄荷煨姜。

方解:柴胡薄荷疏肝解郁,当归、白芍养血,白术、茯苓、甘草健脾和中,煨姜温胃行气。可以加苏梗行气安胎,栀子、黄芩清热除烦,枸杞子、首乌、桑寄生养血柔肝,香附行气止痛,疏肝解郁。

4. 血瘀证

主要证候:妊娠小腹隐痛不适,或刺痛,或宿有癥瘕,舌质黯,有瘀点,脉弦滑。

证候分析:癥瘕或寒凝气滞,胞脉气血运行不畅,故小腹隐痛,或刺痛,痛处不移,舌质黯有瘀点,脉弦滑,均为血瘀之征。

治法:养血活血,补肾安胎。

方药:桂枝茯苓丸(《金匮要略》)合寿胎丸(《医学衷中参西录》)。

组成:桂枝,茯苓,丹皮,芍药,桃仁,菟丝子,桑寄生,续断,阿胶。

方解:桂枝、芍药通调血脉,丹皮、桃仁化瘀消癥,茯苓益脾气宁心安神。菟丝子补肾,固摄冲任,桑寄生、续断固肾安胎,阿胶养血。两方合用,相得益彰。

六、转归与预后

妊娠腹痛,病位在胞脉,尚未损及胎元,病势亦多较轻,经及时有效治疗,多能渐愈而预后良好。若痛久不止,病势日进损动胎元,变生胎漏、胎动不安,甚则继续发展可导致胎元离宫,发展为堕胎、小产。

七、预防与调摄

孕前治疗原发疾病,孕期应注意避免过劳、持重、登高、剧烈运动,禁房事,保持心情舒畅。既病之后注意适当休息,积极治疗。

八、西医治疗原则

1. 一般治疗　孕期应注意避免过劳、持重、登高、剧烈运动,禁房事,保持心情舒畅。

2. 药物治疗　口服叶酸片及维生素 E。如果孕酮过低,可以给予黄体酮治疗。

第四节 异位妊娠

一、概述

受精卵在子宫体腔以外着床称之为"异位妊娠",以往习惯称"宫外孕"。但两者含义稍有不同,异位妊娠依受精卵种植的部位不同分为输卵管妊娠、卵巢妊娠、腹腔妊娠、阔韧带妊娠、宫颈妊娠及子宫残角妊娠。宫外孕则仅指子宫以外的妊娠,不包括宫颈妊娠和子宫残角妊娠,所以异位妊娠含义更广。中医学古籍中未见有异位妊娠的病名记载,但在"胎动不安""胎漏""妊娠腹痛""癥瘕"等病证中有类似症状的描述。其基本病机是少腹血瘀实证,常见病因病机有气虚血瘀和气滞血瘀,其病位在少腹、冲任。

异位妊娠是妇科常见的急腹症,近年来其发病率有增高趋势。是孕产妇死亡的原因之一。异位妊娠的发生部位较多,但以输卵管妊娠最为多见,约占95%,故本节以此为例叙述。输卵管妊娠破裂后,可造成急性腹腔内出血,发病急,病情重,治疗不及时或处理不当,可危及生命。近年来,由于对异位妊娠的及早诊断和处理,使患者的存活率和生育保留能力明显提高。

二、病因病机

输卵管妊娠主要原因:

1. 输卵管的病变。慢性输卵管炎致管腔变窄或管道不畅;输卵管发育不良或功能异常;绝育手术;输卵管外的肿瘤压迫。

2. 子宫内膜异位症。

3. 宫腔内的异物或子宫内膜的异常。

4. 其他。辅助生殖技术；避孕失败；内分泌异常，如黄体功能不足、生殖道发育异常、孕卵游走、精神因素等。

输卵管妊娠的变化与结局：输卵管妊娠流产、输卵管妊娠破裂和继发性腹腔妊娠。

中医学认为，本病的发病机制主要是气滞血瘀和气虚血瘀，病机本质则为少腹血瘀实证。胎元阻络、胎瘀阻滞、气血亏脱、气虚血瘀和瘀结成癥是其不同发展阶段的病理机转。胎元阻络、胎瘀阻滞发生于输卵管妊娠未破损期，此时孕卵阻滞胞络气血，留结成瘀，日久成癥。气血亏脱、气虚血瘀和瘀结成癥发生于输卵管已破损期，此时脉络破损，血液离经妄行，血亏气脱而致厥脱，此时可危及生命；若血液离经，瘀阻少腹日久，亦可结而成癥。

三、诊断

1. 病史　有盆腔炎、子宫内膜异位症、不孕史或以往有过输卵管妊娠。

2. 临床表现

（1）停经：80%患者主诉有停经史，除输卵管间质部妊娠停经时间较长外，大都有6~8周的停经史。有少数患者因有不规则阴道流血，误认为月经来潮，或由于月经过期仅数日而自诉无停经史。

（2）腹痛：为就诊的主要症状，占95%，早期常表现为患侧下腹隐痛或酸胀感，当输卵管妊娠流产或破裂时，患者突感下腹一侧撕裂样疼痛，常伴恶心、呕吐。当血液局限于患部，主要为下腹痛；当血液由下腹流向全腹，疼痛则向全腹扩散，血液刺激膈肌,可有肩胛部放射性疼痛及胸部疼痛;血液积聚在子宫直肠凹陷处时,出现肛门坠胀感。

(3)阴道不规则出血:量少,一般不超过月经量,色深褐色或红,不规则,并可有宫腔管型组织物排出。

(4)晕厥与休克:输卵管妊娠破损时,因腹腔内急性出血,患者可出现晕厥、休克,其严重程度与腹腔内出血量及出血程度成正比,而与阴道流血量不成正比。

3. 检查

(1)全身检查:输卵管妊娠破损,腹腔内急性出血,量多时,患者出现面色苍白、脉快且细弱,血压下降。腹部检查,有明显压痛,反跳痛,患侧为重,可有轻度腹肌紧张,出血多时叩诊有移动性浊音。

(2)妇科检查:输卵管妊娠未破损期,可有宫颈举痛,子宫稍增大,质稍软,一侧附件区可有轻度的压痛,或可触及质软有压痛的包块;输卵管妊娠破损时,阴道后穹窿饱满、触痛,宫颈有明显举痛,腹腔内出血多时,子宫有漂浮感,子宫一侧或后方可触及质软块状物,边界不清楚,触痛明显。

(3)辅助检查:

①尿妊娠试验阳性,但阴性不能排除输卵管妊娠。

②血 β-HCG 放免测定灵敏度高,输卵管妊娠时血 β-HCG 低于同期的正常宫内妊娠水平。由于 β-HCG 在停经 3~4 周时即可显示阳性,故可用以辅助诊断早期宫外孕。

③超声诊断:早期输卵管妊娠时,B 超实时显像,可见子宫增大,但宫腔空虚,宫旁有一低回声区。如见妊娠囊位于子宫以外更可确诊。如输卵管妊娠已破裂可见盆腔内有积液。

④后穹窿穿刺或腹腔穿刺:疑有腹腔内出血者,可用长针自

阴道后穹窿刺入子宫直肠陷凹,抽出暗红色不凝血为阳性结果。内出血量多,腹部有移动性浊音时,可做腹腔穿刺,抽出不凝血液即为阳性。

⑤腹腔镜检查:腹腔镜检查是异位妊娠诊断的金标准。适用于早期病例及诊断不明确的病例。腹腔镜直视下可见输卵管妊娠的病灶、破裂口、盆腔内出血或肿块形成等。患者腹腔内出血量多及休克情况下禁忌做腹腔镜检查。

⑥子宫内膜病理检查:很少应用。适用于阴道出血较多的患者,目的是排除宫内妊娠,病理切片中仅见蜕膜而无绒毛,或呈 A—S 反应;但如内膜为分泌期反应或增生期并不能除外输卵管妊娠。

四、鉴别诊断

1. **宫内妊娠流产**　多有停经史,下腹部坠痛,腰酸,少量阴道出血。难免流产时下腹阵发性疼痛,坠胀感,腰酸痛均加重。妇科检查子宫增大与孕月相符,难免流产时宫口开,可有胚胎组织堵塞。辅助检查尿妊娠试验阳性,盆腔 B 超提示宫内见妊娠囊。

2. **黄体破裂**　多发生于排卵后期,下腹一侧突发性疼痛,出血多时有休克征。查体下腹压痛及反跳痛,内出血多时可有腹胀及移动性浊音。妇科检查子宫大小正常,后穹窿饱胀,一侧附件压痛,无肿块扪及,后穹窿穿刺或腹穿可抽出不凝血。辅助检查尿妊娠试验阴性,血常规血红蛋白下降。

3. **卵巢囊肿蒂扭转**　多有卵巢囊肿史,常于体位改变时下腹一侧突然发生剧烈疼痛,甚者痛至晕厥,伴恶心呕吐、体温升高。查体腹部可扪及包块,腹肌较紧张。妇科检查宫颈举痛,卵巢肿块边缘清晰,蒂部触痛明显。辅助检查尿妊娠试验阴性,血常规血红蛋白正常,白细胞增高,B超提示附件包块。

4. 急性盆腔炎 无停经史,下腹疼痛,多为双侧,有发热甚至高热,阴道分泌物增多,有异味或阴道少量出血。查体有腹膜炎时,有压痛和反跳痛,移动性浊音阴性。妇科检查宫颈举痛,子宫大小正常,压痛,附件区增厚或增粗,可扪及痛性包块,后穹窿穿刺可抽出脓液。辅助检查尿妊娠试验阴性,血常规血红蛋白正常,白细胞增高。

5. 急性阑尾炎 无停经史,转移性右下腹持续性疼痛,多由上腹部转移至右下腹,伴恶心呕吐。查体体温升高,右下腹压痛、反跳痛明显,有肌紧张。妇科检查子宫附件无异常,形成腹膜炎时有压痛。辅助检查尿妊娠试验阴性,血常规血红蛋白正常,白细胞增高。

五、辨证论治

1. 未破损期

主要证候:停经后可有早孕反应,或下腹一侧有隐痛,双合诊可触及一侧附件有软性包块,有压痛,尿妊娠试验为阳性。脉弦滑。

证候分析:停经妊娠,故可有早孕反应;孕卵于输卵管内种植发育,气机阻滞,故患侧有包块及压痛,下腹患侧隐痛。脉弦滑为瘀阻之征。

治法:活血化瘀,消癥杀胚。

方药:宫外孕Ⅱ号方(山西医学院附属第一医院)。

组成:丹参,桃仁,赤芍,三棱,莪术各6克。加蜈蚣,紫草,穿心莲,花粉。

方解:方中丹参、桃仁、赤芍活血化瘀,三棱、莪术消癥散结。

加用蜈蚣、花粉有杀胚作用,紫草、穿心莲有清热凉血的作用。

2. 已破损期

(1)休克型:

主要证候:突发下腹剧痛,面色苍白,四肢厥逆,或冷汗淋漓,恶心呕吐,血压下降或不稳定,有时烦躁不安,脉微欲绝或细数无力。并有腹部及妇科检查的体征。

证候分析:孕卵停滞于胞宫之外,胀破脉络,可突发下腹剧痛;络伤内崩,阴血暴亡,气随血脱,则面色苍白,四肢厥逆,冷汗淋漓;亡血心神失养,故烦躁不安。脉微欲绝或细数无力,为阴血暴亡,阳气暴脱之征。

治法:益气固脱,活血祛瘀。

方药:生脉散(《内外伤辨惑论》)合宫外孕Ⅰ号方(山西医学院附属第一医院)。

组成:生脉散:人参,麦冬,五味子;

　　　宫外孕Ⅰ号方:丹参,桃仁,赤芍。

方解:方中人参大补元气以固脱;麦冬、五味子养阴敛汗而生津;丹参、赤芍、桃仁活血化瘀以消积血。

(2)不稳定型:

主要证候:腹痛拒按,腹部有压痛及反跳痛,但逐渐减轻,可触及界线不清的包块,兼有少量阴道流血,血压平稳,脉细缓。

证候分析:脉络破损,伤络而血溢,血不循经成瘀,瘀血阻滞不通,则腹痛拒按;瘀血内阻,新血不得归经,有阴道流血;气血骤虚,脉道不充,脉细缓。

治法:活血化瘀,佐以益气。

方药:宫外孕Ⅰ号方(见休克型),酌加党参、黄芪、当归。

组成:丹参,桃仁,赤芍。

方解:丹参、赤芍、桃仁活血化瘀以消积血。一般不必加减。若兼气血两虚,心悸气短者,酌加党参、黄芪、当归以益气养血,则气旺而血易行,以助消瘀之功。后期有血块形成者,可加三棱、莪术消癥瘕积聚,但量由少到多,逐渐增加。

(3)包块型:

主要证候:腹腔血肿包块形成,腹痛逐渐减轻,可有下腹坠胀或便意感,阴道出血逐渐停止,脉细涩。

证候分析:络伤血溢于少腹成瘀,瘀积成癥,故腹腔血肿包块形成;癥块阻碍气机,则下腹胀痛或坠胀。脉细涩为瘀血内阻之征。

治法:活血祛瘀消癥。

方药:宫外孕Ⅱ号方(见未破损期)。

组成:丹参、桃仁、赤芍、三棱、莪术,加蜈蚣、紫草、穿心莲、花粉。

方解:方中丹参、桃仁、赤芍活血化瘀,三棱、莪术消癥散结。中药中加用蜈蚣、花粉有杀胚作用,紫草、穿心莲有清热凉血的作用。

六、转归与预后

异位妊娠根据其妊娠部位,就诊时间、诊断处理是否及时而有不同,预后吉凶不一。输卵管妊娠早期诊断,可以保守治疗,免除手术,保存生育能力。如果输卵管妊娠破裂,严重的可以危及生命,必须手术抢救。不稳定型,必须在严密观察下保守,免除手术。对子宫颈、间质部妊娠必须手术治疗。

输卵管妊娠以后,10%患者可再次患输卵管妊娠,50%~60%患者继发不孕症。

七、预防与调摄

1. 减少宫腔手术及人工流产术,避免产后及流产后的感染。

2. 积极治疗慢性盆腔炎、盆腔肿瘤的疾病。有慢性盆腔炎病史的病人在怀孕前,宜做输卵管通畅检查,以减少异位妊娠的发病率。

3. 对有盆腔炎史、不孕史、放置宫内节育器而停经者,应注意异位妊娠的发生。

4. 对异位妊娠破损的病人,宜平卧或头低位,以增加脑血流量及氧的供给。给予吸氧、保暖。

5. 对异位妊娠术后患者,仍应积极治疗炎症以通畅输卵管。

八、西医治疗原则

1. 手术治疗　适用于腹腔内大量出血,或生命体征不平稳;β-HCG 水平高,附件包块较大,或经非手术治疗无明显效果者;诊断不明确,或怀疑为输卵管间质部或子宫残角妊娠;要求绝育手术者;药物治疗禁忌证者。

(1)手术方式一般采用输卵管切除术,适用于出血量多、休克患者。对有生育要求的年轻妇女可行保守性手术,以保留输卵管及其功能。

(2)术后应在切除的输卵管或血液中查找绒毛,如未见,应于术后测定 β-HCG,可疑持续妊娠时,采用 MTX,用法同保守治疗。

(3)自体输血:缺乏血源情况下可采用,回收腹腔内血液应符合:妊娠<12 周,胎膜未破,出血时间<12 小时,血液未污染。

每 100 ml 血中有 3.8%枸橼酸钠 10 ml 抗凝,6~8 层纱布过滤后输回体内,自体输血 400 ml 补充 10%葡萄糖酸钙 10 ml。

2. **药物治疗**　主要适用于输卵管妊娠未破裂,要求保留生育功能者。

适应证:一般认为符合下列条件者可采用药物治疗。

(1)一般情况良好。

(2)输卵管妊娠包块直径<4 cm。

(3)输卵管妊娠未破裂。

(4)无明显内出血。

(5)血 β-HCG<2000 U/L。

(6)肝、肾功能及血红蛋白、白细胞、血小板计数正常。

用药方法:

(1)全身用药:常用甲氨蝶呤 50 mg/m^2 体表面积,隔日 1 次,肌注,4~7 日后复查血 HCG,如下降不足 15%,可再肌注 1 次,总计可用 3 次。一般需要 3~4 周。

(2)局部用药:在 B 超引导下或经腹腔镜直视下将甲氨蝶呤直接注入孕囊或输卵管内。

3. **注意事项**

(1)手术应保留卵巢,除非卵巢有病变如肿瘤等必须切除者。同时需仔细检查对侧卵巢。

(2)治疗期间需密切观察一般情况,定期测体温、血压、脉搏、腹部体征及妇科阳性征变化,B 超及尿 HCG 转阴情况;如效果不佳、β-HCG 持续上升、急性腹痛、输卵管妊娠破裂时,应及早手术。保守治疗 3 个月后可随访输卵管碘油造影,了解患侧输卵管情况。

第五节　胎漏

一、概述

妊娠期阴道少量出血,时出时止,或淋漓不断,而无腰酸腹痛者,称为"胎漏",亦称"胞漏"或"漏胎"。本病发生在妊娠早期,相当于西医学的先兆流产。流产是一个动态变化的过程,先兆流产阶段,经过适当的治疗,出血停止,兼症消失,多能继续妊娠,正常分娩。反之,若阴道流血逐渐增多,兼症加重,结合有关检查,确属胎堕难留者,不可再行安胎,应以去胎益母为要。本病若发生在妊娠中、晚期,则类似于西医学的前置胎盘,诊疗中应予以高度重视。

二、病因病机

病因包括胚胎因素、母体因素、父亲因素和环境因素等,多种原因引起胚胎发育异常或着床受阻所致。胚胎或胎儿染色体异常是早期流产最常见的原因。母体因素可由于全身性疾病、生殖器官异常、内分泌异常、强烈应激与不良习惯、免疫功能异常等。父亲因素,有研究证实精子的异常可以导致流产。环境因素中,过多接触放射线和化学物质均可导致流产。

中医认为,本病的发病机制主要是冲任损伤、胎元不固。常见分型有肾虚、气血虚弱、血热、血瘀等。

三、诊断

1. **病史**　既往月经正常,本次有停经史,常有孕后不节房事史,人工流产、自然流产史或宿有癥瘕史。

2. 临床表现　妊娠期间出现少量阴道出血,而无明显的腰酸、腹痛。

3. 检查

(1)妇科检查:子宫颈口未开,阴道少量出血来自宫腔,羊膜囊未破,子宫大小与停经月份相符。

(2)辅助检查:妊娠试验阳性,B超提示孕囊在宫腔内,胎芽大小符合妊娠月份,可见胎心搏动。

四、鉴别诊断

1. 胎殒难留　阴道出血较多,腹痛加重,妇检见宫颈口已扩张,有时可见妊娠组织堵塞于宫颈口,子宫与停经月份相符或略小。B超检查孕囊变形,或子宫壁与孕囊之间暗区不断增大,胎囊已进入宫颈管内,或者已无胎心、胎动。

2. 激经　是指早孕期(怀孕1~2个月内),在相当于月经期时,有少量阴道出血,到3个月后自行停止,无损于胎儿的生长、发育,俗称"垢胎""盛胎""妊娠经来"等。

3. 胎死不下　胎死不下可伴有阴道出血,孕中期小腹不长,未觉胎动,或原有胎动者后来胎动消失。妇检子宫小于妊娠月份,B超检查胎停育,或胎头不规则变形。

4. 异位妊娠　多有停经史,可有腹痛,有时仅一侧少腹隐痛,但输卵管破裂时,可有突发下腹一侧撕裂样疼痛,阴道不规则出血,量少。查体下腹部有压痛及反跳痛,以患侧为甚,妇检阴道后穹窿饱满,触痛,宫颈举痛,子宫稍大而软,子宫一侧或后方可触及肿块。B超检查宫内未见孕囊,一侧附件区可见混合性包块,甚至包块中可见胎心、胎动。

5. 鬼胎　有停经史,恶心呕吐剧烈,阴道不规则出血,偶有水泡样胎块排出,妇检子宫大小与停经月份不符,多数较停经月份大,质软,血 HCG 水平显著升高。B 超检查宫腔内呈落雪状或蜂窝状图像,一般无妊娠囊、胎儿结构。

此外,本病之阴道出血还要与各种原因所致的宫颈出血相鉴别,应在严格消毒下检查宫颈,以明确有无宫颈息肉、宫颈病变等出血。

五、辨证论治

辨证时要根据阴道流血的量、色、质及其兼症、舌脉等综合分析始能确诊。治疗以止血安胎为主,并根据不同的证型分别采用补肾健脾、益气养血、清热凉血、化瘀固胎等法。遣方用药时不宜过用滋腻、温燥、苦寒之品,以免影响气血的生化与运行,有碍胎儿发育。

1. 肾虚证

主要证候:妊娠期阴道少量下血,色淡质稀,腰膝酸软,头晕耳鸣,尿频数,舌淡,苔白,脉沉滑无力。

证候分析:肾气虚冲任不固,阴血下泄,故孕后阴道少量出血,色淡质稀;肾虚胎元不固,髓海不足,则腰膝酸软,头晕耳鸣;肾虚气化失常,膀胱失约,故尿频。舌淡,苔白,脉沉滑无力,为肾虚之征。

治法:补肾健脾,止血安胎。

方药:寿胎丸(《医学衷中参西录》)加党参、白术、艾叶炭。

组成:菟丝子,桑寄生,续断,阿胶,党参,白术。艾叶炭。

方解:菟丝子补肾益精,固摄冲任,益阴而固阳,为君;桑寄生、续断补益肝肾,养血安胎,为臣;阿胶补血,为佐使。四药合用,共奏补肾养血、固摄安胎之效。加党参、白术健脾益气,是以后天养先天,先后天共补,加强安胎功效,艾叶炭温经止血安胎。

2. 气血虚弱证

主要证候:妊娠期阴道少量出血,色淡红,质稀薄,神疲肢倦,心悸气短,面色㿠白,舌淡,苔薄白,脉细滑无力。

证候分析:气虚冲任不固,气不摄血,胎元不固,故阴道不时有少量出血;气血虚弱,本源不足,故血色淡红而质稀薄;气虚中阳不振,故神疲肢倦,心悸气短;气虚阳气不布,故面色㿠白。舌淡,苔薄白,脉滑无力,为气虚之征。

治法:益气养血,固肾安胎。

方药:胎元饮(《景岳全书·妇人规》)。

组成:人参,白术,炙甘草,当归,白芍,熟地黄,杜仲,陈皮。

方解:方中人参、白术、炙甘草补中益气,健脾调中,固摄冲任;当归、熟地、白芍补血养血安胎;杜仲补肾安胎;陈皮行气健脾。全方双补气血兼补肾,有益气养血,固冲止血之效。

3. 血热证

主要证候:妊娠期阴道出血,色深红或鲜红,质稠,心烦不安,口苦咽干,溲黄便结,面红唇赤,舌质红,苔黄,脉滑数。

证候分析:热邪直犯冲任,内扰胎元,胎元不固,迫血妄行,故阴道下血,血为热灼,而色深红或鲜红,质稠;热扰心神,故心烦不安;热伤津液,故口苦咽干,溲黄便结;热邪上扰,故面红唇赤。舌红,苔黄,脉滑数,也为邪热内盛之征。

治法:清热凉血,止血安胎。

方药:加味阿胶汤(《医宗金鉴》)去当归。

组成:阿胶,艾叶,生地,白芍,杜仲,白术,黑栀子,侧柏叶,黄芩。

方解:方中阿胶、艾叶养血止血安胎;生地、白芍养血凉血安胎;杜仲、白术补肾健脾以固胎;黑栀子、侧柏叶、黄芩清热止血安胎。全方有清热凉血,止血安胎之效。

4.血瘀证

主要证候:宿有癥积,孕后阴道不时出血,色黯红,舌黯红,或有瘀点,脉弦滑或沉弦。

证候分析:胎居子宫,癥积瘀血碍其长养,胎元不固,故阴道不时出血,冲任子宫瘀滞,血色黯红;舌黯有瘀点,脉沉弦均为血瘀之征。

治法:活血化瘀,补肾安胎。

方药:桂枝茯苓丸(《金匮要略》)合寿胎丸。

组成:桂枝,茯苓,芍药,丹皮,桃仁,菟丝子,桑寄生,续断,阿胶。

方解:方中桂枝温经通阳,以促血脉运行而散瘀为君;赤芍活血化瘀消癥为臣;桃仁、丹皮活血化瘀为佐;茯苓健脾益气,宁心安神,与桂枝同用,通阳开结,伐邪安胎为使。合寿胎丸补肾安胎。诸药合用,共奏活血化瘀,消癥散结,攻补兼施,邪去胎安。

六、转归与预后

胎漏经积极有效治疗后,大多数可继续正常妊娠,分娩健康的婴儿。若胚胎发育不良,或治疗不当,或病人不配合等,可导致安胎失败。若为父母遗传基因的缺陷或子宫发育异常等,一般来说,是非药物所能奏效的。故流产后必须检查夫妇双方的原因,预防滑胎发生。

七、预防与调摄

应该未病先防,提倡婚前、孕前检查,夫妇双方在身体最佳状态下妊娠。大多数流产是可以预防的。孕后首先要忌同房,以静养胎。调畅情志,生活有节。已病防变,及早安胎。做好围产保健,保障母子平安。

八、西医治疗原则

先兆流产的治疗目的是尽可能防止病情进一步进展,使妊娠能够继续,一般应做如下处理:

1. 一般处理　卧床休息,禁止性生活,解除思想顾虑,避免引起子宫收缩的刺激因素,如便秘、腹泻,重复的阴道检查。

2. 药物治疗　黄体功能不全的可肌内注射黄体酮注射液 10 ~ 20 mg,每日或隔日 1 次,口服维生素 E 30 ~ 50 mg,每日 3 次口服,保胎治疗。

经过 2 周的治疗,如果阴道出血停止,B 超检查胎儿仍存活,可继续妊娠,但若症状加重,B 超检查发现胎儿发育不良,血 HCG 持续不升或下降,则需终止妊娠。

第六节　胎动不安

一、概述

妊娠期出现腰酸腹痛,小腹下坠,或伴有阴道少量流血者,称为"胎动不安",又称"胎气不安"。

本病类似于西医学的先兆流产、先兆早产。胎动不安是临床常见的妊娠病之一,以下腹疼痛、小腹下坠、腰骶酸痛或阴道少量出血为特点,但这些症状不一定同时出现。经过安胎治疗,症状一般可以缓解,多能继续妊娠。若因胎元有缺陷而致胎动不安者,胚胎不能成形,故不宜进行保胎治疗。胎动不安病情不能控制以致流产者,称为"堕胎"或"小产"。若妊娠在 12 周以内,胎儿未成形而自然殒堕者,称为"堕胎";若妊娠 12 ~ 28 周内,胎儿已成形而自然殒堕者,称为"小产"。

二、病因病机

流产的病因包括胚胎因素、母体因素、父亲因素和环境因素等。先兆流产往往与两次妊娠之间间隔较短、宫内感染、细菌性阴道病、不良生活习惯、营养不良、孕期高强度劳动、外伤、子宫畸形、子宫过度膨胀、宫颈功能不全及胎盘因素等有关。

中医认为,本病主要机制是冲任气血失调,胎元不固。常见分型有肾虚、气虚、血虚、血热、外伤和癥瘕伤胎等。

三、诊断

1. 病史　有停经史,一般有早孕反应,常有孕后不节房事史,有人工流产、自然流产史或宿有癥瘕史。

2. 临床表现　妊娠期出现下腹疼痛、腰酸、小腹下坠,或伴有少量阴道出血。

3. 检查

(1)妇科检查:子宫颈口未开,子宫增大与妊娠周数相符。

(2)辅助检查:妊娠试验阳性。B 超提示宫内妊娠,或孕囊完整,或活胎。

四、鉴别诊断

1. **胎殒难留**　阴道出血较多,腹痛加重,妇检见宫颈口已扩张,有时可见妊娠组织堵塞于宫颈口,子宫与停经月份相符或略小。B超检查孕囊变形,或子宫壁与孕囊之间暗区不断增大,胎囊已进入宫颈管内,或者已无胎心、胎动。

2. **妊娠腹痛**　妊娠期间,因胞脉阻滞或失养,发生下腹疼痛,并无腰酸、小腹坠,也无阴道出血症状。

3. **鬼胎**　有停经史,恶心呕吐剧烈,阴道不规则出血,偶有水泡样胎块排出,妇检子宫大小与停经月份不符,多数较停经月份大,质软,血HCG水平显著升高。B超检查宫腔内呈落雪状或蜂窝状图像,一般无妊娠囊、胎儿结构。

4. **异位妊娠**　输卵管妊娠未破裂前也有小腹疼痛,有时仅一侧少腹隐痛,阴道不规则出血,但输卵管破裂时,可有突发下腹一侧撕裂样疼痛,常伴有昏厥或休克;查体下腹部有压痛及反跳痛,以患侧为甚,内出血多时,叩诊有移动性浊音;妇检子宫一侧或后方可触及肿块。B超、后穹窿穿刺可鉴别。

五、辨证论治

本病以腰酸、腹痛为主,或伴阴道少量流血,故辨证中应注意腰腹疼痛的性质、程度,阴道流血的量、色、质等征象,并结合全身症状与舌脉,进行综合分析,指导治疗。安胎大法以补肾固冲为主,并根据不同情况辅以益气、养血、清热等法,宜辨证施治。若经治疗后腰酸、腹痛加重,阴道流血增多,以致胎堕难留者,又当去胎益母。

1. 肾虚证

主要证候：妊娠期腰酸腹坠痛，或伴阴道少量流血，色淡暗，两膝酸软，头晕耳鸣，小便频数，或曾屡有堕胎，舌淡，苔白，脉沉细而滑。

证候分析：肾主系胞，为冲任之本，肾虚胎元不固，胎失所系，有欲坠之势，因而腰酸、腹痛，胎动下坠，冲任失固，阴血下泄，故有阴道少量流血，色淡暗；肾主骨，肾虚则两膝酸软；肾虚髓海不足，故头晕耳鸣；肾虚膀胱失约，故小便频数；肾虚冲任不固，无力系胎，故使屡有堕胎；舌淡，苔白，脉沉细而滑，为肾气虚之征，

治法：补肾益气，固冲安胎。

方药：寿胎丸（《医学衷中参西录》）加党参、白术。

组成：菟丝子，桑寄生，续断，阿胶，党参，白术。

方解：菟丝子补肾益精，固摄冲任，益阴而固阳，为君；桑寄生、续断补益肝肾，养血安胎，为臣；阿胶补血，为佐使。四药合用，共奏补肾养血、固摄安胎之效。加党参、白术健脾益气，是以后天养先天，先后天共补，加强安胎功效。

2. 气虚证

主要证候：妊娠期，腰酸腹痛，小腹空坠，或阴道少量流血，质稀色淡，气短懒言，精神倦怠，面色㿠白，舌淡，苔薄，脉缓滑。

证候分析：气虚冲任不固，不能载胎养胎，故孕后腰酸腹痛，阴道少量流血；气虚不化，则流血，色淡质稀；气虚系胞无力，故小腹空坠；气虚中阳不振，气短懒言，故精神倦怠；清阳不升，则面色㿠白。舌淡，苔薄，脉缓滑，为气虚之征。

治法：益气固冲安胎。

方药：举元煎（《景岳全书》）加续断、桑寄生、阿胶。

组成：人参，黄芪，白术，炙甘草，升麻，续断，桑寄生，阿胶。

方解：方中人参、白术、黄芪、炙甘草补气健脾摄血；升麻升举中气；桑寄生、续断、阿胶补益肝肾，养血安胎。

若阴道出血量多者，酌加乌贼骨、艾叶炭以固冲止血。

3. 血虚证

主要证候：妊娠期，腰酸腹痛，胎动下坠，阴道少量流血，心悸失眠，头晕眼花，面色萎黄，舌淡，苔少，脉细滑。

证候分析：血虚冲任血少，不能化精滋肾，不能养胎，以致腰酸腹痛，胎动下坠，阴道少量下血；血虚心失所养，则心悸失眠；血虚不能上荣清窍，则头晕眼花；血虚不能滋养肌肤，故面色萎黄；舌淡，苔少，脉细滑，也为血虚之征。

治法：补血固冲安胎。

方药：苎根汤（《妇人大全良方》）加川断、桑寄生。

组成：干地黄，苎麻根，当归，芍药，阿胶，甘草，川断，桑寄生。

方解：方中当归、白芍、干地黄补血和血；阿胶、苎麻根养血止血安胎；川断、桑寄生补肾固冲安胎；甘草调和诸药，并缓急止痛。诸药合用，有补血和血，固冲安胎之效。

4. 血热证

主要证候：妊娠期，腰酸腹痛，胎动下坠，或阴道少量流血，血色深红或鲜红，心烦少寐，口苦咽干，便结溺黄，舌红，苔黄，脉滑数。

证候分析：热邪内扰，胎气不安，胎系于肾，而致腰酸腹痛，胎动下坠，热伤冲任，迫血妄行，阴道少量流血，血色深红或鲜红；热扰心神，故心烦少寐；热伤津液，故口苦咽干，便结溺黄。舌红，苔黄，脉滑数，为血热之征。

治法：清热凉血，固冲安胎。

方药:保阴煎(《景岳全书》)。

组成:生地,熟地,黄芩,黄柏,白芍,山药,续断,甘草。

方解:方中黄芩凉血安胎;黄柏、生地清热凉血;熟地、白芍养血敛阴;山药、续断补肾固冲;甘草调和诸药。

出血较多者,加阿胶、旱莲草、地榆炭凉血止血;腰痛甚者,加菟丝子、桑寄生固肾安胎。

5. 外伤证

主要证候:妊娠期,跌仆闪挫,或劳力过度,继而腰腹疼痛,胎动下坠,或伴阴道流血,精神倦怠,脉滑无力。

证候分析:孕后起居不慎,或跌仆闪挫,或劳力过度所伤,以致气血紊乱,胎元内失摄养而不固,故腰腹疼痛,胎动下坠;气血紊乱,冲任不固,故阴道流血;气耗血伤,则精神倦怠,脉滑无力。

治法:益气养血,固肾安胎。

方药:加味圣愈汤(《医宗金鉴》)。

组成:当归,白芍,川芎,熟地,人参,黄芪,杜仲,续断,砂仁。

方解:方中四物当归、白芍、川芎、熟地养血活血;人参、黄芪补气血,使气血充足,胎元自固;杜仲、续断补肾安胎;砂仁理气安胎。全方有益气养血、固肾安胎之功效。

阴道流血量多者,去当归、川芎之辛窜动血,加阿胶、艾叶炭止血安胎。

6. 癥瘕伤胎证

主要证候:宿有癥瘕,孕后阴道不时少量出血,色红或黯红,胸腹胀满,少腹拘急,甚则腰酸,胎动下坠,口干不欲饮,舌黯红或边尖有瘀斑,苔薄白,脉沉弦或沉涩。

证候分析:妇人宿有癥积,瘀血内滞小腹或胞脉,孕后新血不得下归血海以养胎元,反离经而走,故阴道不时有少量出血,色红或黯红;癥积损伤胎气,则腰酸胎动下坠;瘀血内阻,气机不畅,故胸腹胀满,少腹拘急;瘀血内阻,津液不得上承,故口干不欲饮。舌黯红或边尖有瘀斑,苔薄白,脉沉弦或沉涩,为癥病而有瘀血内滞之征。

治法:祛瘀消癥,固冲安胎。

方药:桂枝茯苓丸(《金匮要略》)加续断、杜仲。

组成:桂枝,茯苓,赤芍,丹皮,桃仁,续断,杜仲。

方解:方中桂枝温通血脉,配茯苓渗利行瘀,并能益脾安胎而为君;丹皮、赤芍合桃仁活血祛瘀清热而为臣佐;续断、杜仲固肾安胎。诸药同用共收消癥安胎之效。

六、转归与预后

胎动不安可由妊娠腹痛发展而来,经过正确治疗和充足的休息,大多可继续正常妊娠,分娩健康的婴儿。若安胎失败,原因复杂。若为父母遗传基因的缺陷而致胚胎发育不良或子宫严重畸形等,一般来说,是非药物所能奏效的,可发展为堕胎、小产。其流产后必须检查夫妇双方的原因,预防滑胎发生。

七、预防与调摄

流产大多是可以预防的。有自然流产史的病人,未孕前应进行检查及治疗,在夫妇双方最佳状态下妊娠,未病先防。孕后注意休息,消除紧张情绪,解除顾虑,以静养胎。要生活有节,调畅情志。

八、西医治疗原则

(一)先兆流产

治疗目的是尽可能防止病情进一步发展,使妊娠能够继续,一般应做如下处理。

1. 一般处理　卧床休息,禁止性生活,解除思想顾虑,避免引起子宫收缩的刺激因素,如便秘、腹泻、重复的阴道检查。

2. 药物治疗　黄体功能不全的可肌内注射黄体酮注射液10~20 mg,每日或隔日 1 次,口服维生素 E 30~50 mg,每日3 次口服,保胎治疗。

经过 2 周的治疗,如果阴道出血停止,B 超检查胎儿仍存活,可继续妊娠,但若症状加重,B 超检查发现胎儿发育不良,血HCG 持续不升或下降,则需终止妊娠。

(二)先兆早产

治疗原则:若没有胎膜早破,在母亲身体允许的情况下尽量保胎至 34 周。

1. 卧床休息　出现宫缩,宫颈无改变者需适当减少活动的强度和避免长时间站立即可;宫颈已有改变的先兆早产者,需住院相对卧床休息;已有早产表现者,应绝对卧床休息。

2. 促胎肺成熟　妊娠<34 周,1 周内可能分娩的产妇,应使用糖皮质激素促胎肺成熟。方法:地塞米松注射液 6 mg 肌内注射,每 12 小时 1 次,共 4 次。

3. 抑制宫缩治疗　对有先兆早产的孕妇通过适当抑制宫缩,能明显延长孕周;对早产临产孕妇使用宫缩抑制剂,虽然不能阻止早产发生,但可延长孕龄 3~7 天,为促进胎肺成熟治疗和宫内转运争取时机。常用的药物有β-肾上腺素能受体激动剂,如利托君;硫酸镁;阿托西班;钙通道阻滞剂,如硝苯地平;前列腺素合成酶抑制剂。

4. 控制感染　感染是早产的重要原因之一,对未足月胎膜早破、先兆早产、早产临产的孕妇要做阴道分泌物细菌学检查和培养。根据药敏试验选用对胎儿安全的抗生素,对未足月胎膜早破者,应预防性使用抗生素。

第七节 鬼胎

一、概述

妊娠数月,小腹异常增大,阵阵隐痛,阴道反复流血或排水泡如葡萄串者,称为"鬼胎",亦称"伪胎"。清代医家傅山编撰《傅青主女科》指出"妇人有腹似怀妊,终年不生,甚至二三年不生者,此鬼胎也"。

本病相当于西医学的葡萄胎、侵蚀性葡萄胎。葡萄胎患者可有阵发性下腹痛,80%以上出现停经后阴道流血,反复阴道流血若不及时治疗,可继发贫血和感染。葡萄胎有恶变可能,因此,葡萄胎术后应定期随访并可靠避孕1年。

二、病因病机

病因不明。可能的高危因素有营养状况、社会经济因素、年龄、既往葡萄胎史、流产史、不孕史等。

中医学认为,本病的发病机制主要是素体虚弱,七情郁结,湿浊凝滞,精血虽凝而终不成形,遂为鬼胎。临床常见的病因病机为气血虚弱、气滞血瘀、寒湿郁结、痰浊凝滞。

1. 气血虚弱 气血素虚,或孕后思虑过度,气血生化不足,冲任匮乏,胎失所养则不能成形,遂为鬼胎。胞中瘀滞,腹部胀大,瘀伤胞脉则流血。

2. 气滞血瘀 素性抑郁,孕后情志不遂,肝郁气滞,血与气结,冲任不畅,瘀血结聚胞中,遂为鬼胎。腹大异常,瘀伤胞脉则流血。

3. 寒湿郁结　久居湿地,或贪凉饮冷,寒湿客于冲任,气血凝滞胞宫,遂为鬼胎。腹大异常,寒湿生浊伤胎,瘀伤胞脉则流血。

4. 痰浊凝滞　素体脾肾阳虚,湿聚成痰,或嗜食膏粱厚味,痰湿内生,冲任不畅,痰浊气血结聚胞中,遂为鬼胎。腹大异常,痰浊凝滞伤胎,瘀伤胞脉则流血。

三、诊断

1. 病史　有停经史,不规则阴道出血,或阴道排出水泡样组织。

2. 临床表现　停经后阴道出血,腹痛,子宫异常增大、变软,妊娠剧吐,子痫前期症状,甲状腺功能亢进。

3. 检查

(1)妇科检查:半数以上患者子宫大于停经月份,子宫变软,阴道出血,或排出水泡样组织。

(2)辅助检查:B超是诊断葡萄胎的一项可靠和敏感的辅助检查,完全性葡萄胎典型超声图像为宫腔内落雪状或蜂窝状回声,无妊娠囊或胎心搏动,常可见一侧或双侧卵巢囊肿。血HCG异常增高,>8万 U/L 支持诊断。还可行 DNA 倍体分析,X 线胸片,血细胞及血小板计数,肝、肾功能等检查。

四、鉴别诊断

1. 流产　完全性葡萄胎与先兆流产鉴别容易,B超即可确诊。但部分性葡萄胎与不全流产或稽留流产鉴别困难,临床表现相似,病理绒毛水肿或滋养细胞增生不明显,需行 DNA 倍体分析和免疫组化等检查进行鉴别。

2. **双胎妊娠**　双胎妊娠无阴道出血,B超可确诊。

五、辨证论治

1. 气血虚弱证

主要证候:孕期阴道不规则流血,量多,色淡,质稀,腹大异常,时有腹部隐痛,无胎动、胎心,神疲乏力,头晕眼花,心悸失眠,面色苍白,舌淡嫩,脉细弱。

证候分析:气血素虚,或孕后思虑过度,冲任匮乏,不能荣养胎元,遂为鬼胎。胞中瘀滞,故腹大异常;气血生化不足,且瘀伤胞脉,或鬼胎孕久,故阴道流血量多,色淡,质稀,腹部隐痛;胎失所养则不能成形,故无胎动、胎心;血虚不荣,气虚不布,故头晕眼花,面色苍白;中气不足,故神疲乏力。舌淡嫩,脉细弱,为气血两虚之征。

治法:益气养血,活血下胎。

方药:救母丹(《傅青主女科》)加枳壳、牛膝。

组成:当归,川芎,人参,荆芥,益母草,赤石脂末,枳壳,牛膝。

方解:方中人参、川芎、当归以补气血,益母草下胎,赤石脂化瘀血,枳壳、牛膝行气活血,荆芥止血。补攻并用,鬼胎自然一涌而出。

2. 气滞血瘀证

主要证候:孕期阴道不规则出血,量少或量多,血色紫黯有块,腹大异常,时有腹部胀痛,拒按,无胎动、胎心,胸胁胀满,烦躁易怒,舌紫黯或有瘀点,脉涩或沉弦。

证候分析:素多抑郁,郁则气滞,血随气结,冲任不畅,瘀血结聚胞中,故腹大异常;瘀伤胞脉,故阴道不规则流血,腹部胀痛拒按;离经之血时瘀时流,故量少或量多,色紫黯有块;瘀血结聚胞中,遂为鬼胎,故无胎动、胎心;情志抑郁,气滞不宣,经脉不利,故胸胁胀满,烦躁易怒。舌紫黯,有瘀点,脉涩或沉弦为气滞血瘀之征。

治法:理气活血,祛瘀下胎。

方药:荡鬼汤(《傅青主女科》)。

组成:人参,当归,大黄,雷丸,川牛膝,红花,丹皮,枳壳,厚朴,桃仁。

方解:方中枳壳、厚朴理气行滞;桃仁、红花、丹皮、川牛膝活血化瘀以下胎;大黄、雷丸行瘀血、荡积滞以下胎;人参、当归补气养血,使攻积而不伤正。全方共奏行气活血、祛瘀下胎之效。

3. 寒湿郁结证

主要证候:孕期阴道不规则出血,量少,色紫黯有块,腹大异常,小腹冷痛,无胎动、胎心,形寒肢冷,苔白腻,脉沉紧。

证候分析:寒湿内侵,客于冲任,凝聚胞中,故腹大异常;瘀伤胞脉,故阴道流血,色紫黯而有瘀块;寒湿客于冲任,气血凝滞胞宫,遂为鬼胎,则无胎动、胎心;血为寒凝,运行不畅,故常有小腹冷痛;寒湿凝滞,阳不外达,故形寒肢冷。苔白腻,脉沉紧为寒湿之征。

治法:散寒除湿,逐水下胎。

方药:芫花散(《妇科玉尺》)。

组成:芫花,吴茱萸,秦艽,白僵蚕,柴胡,川乌,巴戟。

方解:方中芫花泻水逐饮下胎为君;柴胡、吴茱萸疏肝理气为臣;川乌、巴戟、秦艽、白僵蚕温暖下元,祛寒湿,散风止痛。全方为散寒祛湿,逐水下胎之效。

4. 痰浊凝滞证

主要证候:孕期阴道不规则出血,量少色黯,腹大异常,无胎动、胎心,形体肥胖,呕恶痰多,胸胁满闷,舌淡,苔腻,脉滑。

证候分析:痰浊内停,与血结聚胞中,故腹大异常;瘀伤胞脉,故阴道流血,量少色黯;痰浊内停,气机不畅,故胸胁满闷,呕恶痰多。形体肥胖,舌淡苔腻,脉滑,为痰湿之征。

治法:化痰除湿,行气下胎。

方药:平胃散(《太平惠民和剂局方》)加芒硝、枳壳。

组成:苍术,厚朴(姜制),陈皮(去白),甘草(炙),芒硝,枳壳。

方解:苍术燥湿健脾为君药,厚朴、芒硝除湿散满为臣药,陈皮、枳壳理气化痰为佐药,甘草、姜、枣调和脾胃为使药。

六、转归与预后

正常情况下,葡萄胎排空后血 HCG 逐渐下降,降至正常的平均时间为 9 周,最长不超过 14 周。如葡萄胎排空后血 HCG 持续异常要考虑妊娠滋养细胞肿瘤。完全性葡萄胎发生子宫局部侵犯的几率约 15%,远处转移的几率约 4%。部分性葡萄胎发生子宫局部侵犯的几率约为 4%,一般不发生转移。

七、预防与调摄

应提倡适龄妊娠,以 20~35 岁为佳;在夫妇双方最佳状态下妊娠,孕前注意营养全面与均衡,调畅情志,生活有节。孕期按时检查。

八、西医治疗原则

1. 清宫　葡萄胎一经诊断,及时清宫。清宫前应注意有无休克、子痫前期、甲状腺功能亢进、贫血等合并症,如有应先对症处理,稳定病情。应在输液、备血准备下进行清宫。用大号吸管吸刮,预防子宫穿孔。刮出物必须送组织学检查。

2. 卵巢黄素化囊肿处理　囊肿在葡萄胎清宫后会自行消失,一般不需处理。

3. 预防性化疗　不常规推荐。

4. 子宫切除术　单纯子宫切除不能预防葡萄胎发生子宫外转移,所以不作为常规处理。

九、随访

葡萄胎患者清宫后必须定期随访,以便尽早发现滋养细胞肿瘤并及时处理。

1. 定期 HCG 测定。

2. 询问病史,如月经情况,有无阴道出血、咳嗽、咯血等。

3. 妇科检查,必要时行 B 超、X 线胸片或 CT 检查等。

随访期间应可靠避孕 1 年,如 HCG 下降缓慢,则延长避孕时间。避孕方法可选择避孕套或口服避孕药。再次妊娠后,应在孕早期检查以明确是否为正常妊娠。

第八节　滑胎

一、概述

凡堕胎、小产连续发生 3 次或以上者,称为"滑胎",亦称"数堕胎"。本病具有连续性、自然性和应期而下等特点。历代医家多有论述,滑胎被定为病名,始于清代。

西医学的习惯性流产可参照本病辨治。而有些古代医著所言滑胎,是指临产催生的方法,不是"滑胎"病证,不属于本节讨论范围。

二、病因病机

病因包括胚胎因素、母体因素、父亲因素以及环境因素。常见因素有胚胎染色体异常、免疫功能异常、黄体功能不全、甲减、子宫畸形、自身免疫异常、血栓前状态等等。

中医认为,本病的发病机理是冲任损伤,胎元不固,或胚胎缺陷,不能成形,故而屡孕屡堕。临床常见有肾气亏损和气血两虚等。

三、诊断

1. **病史** 诊断时病史很重要,注意其连续性和自然性的特点。多数滑胎病人,往往发生在妊娠的相同月份,正所谓"应期而下",但亦有部分病人滑胎不在相同月份。

2. **临床表现** 临床经过与一般流产相同,常有阴道流血和腹痛。

3. **检查**

(1)妇科检查:子宫增大与停经月份相符。但需要了解子宫发育情况,有无生殖道畸形及肿瘤等。

(2)实验室检查:查男女双方染色体。男方有诸多因素所导致的精子数目、活动力、畸形率的异常。女方查黄体功能、胎盘内分泌功能、ABO 抗原、血清抗体效价、抗心磷脂抗体等。

(3)辅助检查:通过 B 超或子宫-输卵管造影观察子宫形态、大小、有无畸形,以及宫腔粘连、子宫肌瘤、盆腔肿物,宫颈内口情况。特别是大月份小产者更应重视是否存在宫颈功能不全情况。非孕期,妇检宫颈外口松弛明显,宫颈内口可顺利通过

8号扩张棒。妊娠期,无明显腹痛,宫颈内口开大2 cm以上,宫颈管短缩软化,B超测量宫颈内口宽度>15 mm,即可诊断为宫颈功能不全。

四、鉴别诊断

根据病史,堕胎、小产连续发生3次或以上者,就可以诊断,诊断相对明确。

五、辨证论治

滑胎病证的主要治疗原则是"虚则补之",并应掌握"预防为主、防治结合"的原则。孕前宜补肾健脾、益气养血、调固冲任。孕后保胎治疗,不要等到流产先兆症状出现才去保胎。服药期限应超过以往滑胎月份之后,且无胎漏、胎动不安征象时,才可停药观察。

1. 肾气亏损证

主要证候:屡孕屡堕,甚或如期而下,头晕耳鸣,腰酸膝软,精神萎靡,夜尿频多,目眶黯黑,或面色晦黯,舌淡,苔白,脉沉弱。

证候分析:肾虚冲任不固,胎失系载,故屡孕屡堕;肾虚髓海不足,空窍失养,故头晕耳鸣;肾虚命火不足,阳气不能外达,则精神萎靡,目眶黯黑,或面色晦黯;肾虚膀胱失约,则小便频数,夜尿尤多;腰为肾府,肾主骨,肾虚则腰酸膝软。舌淡,苔白,脉沉弱,为肾虚之征。

治法:补肾固冲安胎。

方药:补肾固冲丸(《中医学新编》)。

组成:菟丝子,续断,巴戟天,杜仲,当归,熟地,鹿角霜,枸杞子,阿胶,党参,白术,大枣,砂仁。

方解：方中菟丝子、续断、巴戟天、杜仲、鹿角霜补肾益精髓，固冲安胎；当归、熟地、枸杞子、阿胶滋肾填精养血而安胎；党参、白术、大枣健脾益气以资化源；砂仁理气安胎，使补而不滞。全方合用，使肾气健旺，胎有所系，载养正常，则自无堕胎之虑。

2. 气血两虚证

主要证候：屡孕屡堕，头晕眼花，神倦乏力，心悸气短，面色苍白，舌淡，苔薄，脉细弱。

证候分析：气血两虚，冲任不足，不能养胎载胎，故使屡孕屡堕；气血两虚，上不荣清窍，则头晕眼花，外不荣肌肤，则面色苍白，内不荣脏腑，则神倦乏力，心悸气短。舌淡，苔薄，脉细弱，为气血两虚之征。

治法：益气养血安胎。

方药：泰山磐石散（《景岳全书》）。

组成：人参，黄芪，当归，续断，黄芩，川芎，白芍，熟地，白术，炙甘草，砂仁，糯米。

方解：方中人参、黄芪、白术、甘草补中益气以载胎；当归、白芍、川芎、熟地补血以养胎；砂仁、糯米调养脾胃以安胎；续断补肾强腰以固胎；白术配黄芩为安胎要药。全方合用，有双补气血，固冲安胎之效。

六、转归与预后

非器质性引起的滑胎，经过系统的治疗，预后良好。若因宫颈功能不全所致的滑胎，通过孕前做宫颈内口修补术，或者孕后于 14~18 周住院行宫颈内口环扎术，同时配合补肾健脾、益气固冲中医药治疗，待分娩发动前拆除缝线，亦可达到良好的妊娠及分娩结局。

七、预防与调摄

有既往史者,受孕前做检查及咨询,做到未病先防。妊娠期保持心情愉快,消除忧虑和恐惧,勿过度劳累,孕早期禁止性生活,避免跌仆损伤,注意饮食营养,及早安胎治疗,做好围产期保健。

八、西医治疗原则

1. 子宫畸形者应进行手术矫治。

2. 宫腔粘连者,应行宫腔镜下宫腔粘连松解术治疗,并可服用活血化瘀的中药达到松解粘连的目的。

3. 黄体功能不全者,可黄体酮肌内注射,20～40 mg/d,也可口服或用阴道制剂,用药至孕 12 周时停药。

4. 属染色体异常者,如再次妊娠,必须进行产前诊断。

5. 若怀疑为免疫性流产,要进行淋巴细胞主动免疫或免疫球蛋白治疗,有效,但有争议。

6. 影响妊娠的肌壁间肌瘤,可考虑剔除术。黏膜下肌瘤应在宫腔镜下行摘除术。

7. 对宫颈功能不全者,在孕 14～18 周行宫颈环扎术,术后安胎治疗,严密随访。如有流产或早产征兆,及时拆线,以免造成宫颈严重损伤。若保胎成功,需在预产期前 2～3 周入院待产。待出现临产征兆或剖宫产时再拆除缝线即可。

8. 甲减者孕前及孕期补充甲状腺素。目前一般口服优甲乐。

9. 抗磷脂抗体阳性者,妊娠后使用小剂量阿司匹林或低分子肝素治疗。

第九节　胎萎不长

一、概述

妊娠4个月后子宫小于相应妊娠月份,胎儿存活而生长迟缓者,称为"胎萎不长",亦称"妊娠胎不长""妊娠胎萎燥"。

本病相当于西医学的胎儿生长受限。

二、病因病机

其病因复杂,尚不清楚,主要与母亲营养状况、胎盘、脐带转运及胎儿遗传因素等有关。

主要机制是父母禀赋虚弱,或孕后气血不足,以致胞脏虚损,胎养不足,而生长迟缓。常见分型有肾气亏损、气血虚弱、阴虚血热。

三、诊断

1. 病史　可伴有胎漏、胎动不安病史。或有妊娠期高血压疾病、肝肾疾病、心脏病、高血压、贫血、营养不良或消耗性疾病,或有其他不良生活习惯(吸烟、吸毒、酗酒等)、偏食史等。

2. 临床表现　妊娠4个月后,子宫明显小于正常妊娠月份。

3. 检查　连续测定宫高、腹围及孕妇体重等,判断胎儿宫内发育情况。

B超:胎儿存活,双顶径测定,正常孕妇妊娠早期每周平均增长3.6～4.0 mm,妊娠中期2.4～2.8 mm,妊娠晚期2.0 mm,若妊娠晚期每周增长<1.7 mm,则为胎儿生长受限。

四、鉴别诊断

1. 胎死不下　胎儿已死亡,孕妇自觉胎动消失,腹部不再继续增大,乳房变软,查体胎心消失,触不到胎动,B超检查有助于鉴别。

2. 羊水过少　孕妇于胎动时觉腹痛,有子宫紧裹胎儿感,子宫敏感。查体宫高腹围小于相同孕周,破膜时可见羊水极少,B超检查有助于鉴别。

五、辨证论治

1. 脾肾不足证

主要证候:妊娠子宫小于妊娠月份,胎儿存活,头晕耳鸣,腰膝酸软,纳少便溏,或形寒畏冷,手足不温,倦怠无力,舌质淡,苔白,脉沉细。

证候分析:先天禀赋不足,或孕后将养失宜,肾气衰弱,精血乏源,则胞脉失养,故胎不长养;肾虚则髓海不足,清窍失养,故头晕耳鸣;肾虚外府失荣,故腰酸膝软,倦怠无力;肾虚阳气不足,故手足不温,形寒畏冷。舌淡,苔白,脉沉细,为脾肾不足之征。

治法:补益脾肾,养胎长胎。

方药:寿胎丸(《医学衷中参西录》)合四君子汤。

组成:菟丝子,桑寄生,川续断,阿胶,人参,茯苓,白术,甘草。

方解:方中菟丝子补肾益精,固摄冲任,肾旺自能荫胎,故重用菟丝子为君;桑寄生、川续断补益肝肾,养血安胎为臣;阿胶补血为使。加人参、白术益气健脾,加茯苓健脾渗湿,甘草调和诸药。

2. 气血虚弱证

主要证候:妊娠子宫小于妊娠月份,胎儿存活,身体羸弱,头晕心悸,少气懒言,面色苍白,舌淡,苔少,脉细弱。

证候分析:"胎气本乎血气",孕后血虚气弱,则胎元失养而生长迟缓,故孕妇子宫小于妊娠月份;血虚气弱,肌肤失于充养,故面色萎黄或苍白。气血亏虚,机体失于充养,故身体羸弱;血虚心脑失养,故头晕心悸;气虚阳气不布,故懒言少气;舌淡,苔少,脉细弱,为气血虚弱之征。

治法:补气益血养胎。

方药:胎元饮(《景岳全书·妇人规》)。

组成:人参,白术,炙甘草,当归,白芍,熟地,杜仲,陈皮。

方解:方中人参、白术、炙甘草甘温益气、健脾调中,使气旺以载胎,以助生化之源;当归、熟地、白芍养血安胎;杜仲补肾安胎;陈皮行气健胃。

3. **阴虚血热证**

主要证候:妊娠子宫小于妊娠月份,胎儿存活,唇红颧赤,手足心热,烦躁不安,口干喜饮,舌红而干,脉细数。

证候分析:阴虚血热,热邪伤胎又胎失濡养,故胎萎不长,子宫小于妊娠月份;虚热上浮,故唇红颧赤;津液不足,故口干喜饮;阴虚内热,则手足心热;热扰心神,则烦躁不安;阴虚血热;舌红而干,脉细数,也为阴虚血热之征。

治法:滋阴清热,养血育胎。

方药:保阴煎(《景岳全书》)。

组成:生地,熟地,白芍,山药,续断,黄芩,黄柏,甘草。

方解:方中生地清热凉血,熟地、白芍养血敛阴、黄芩、黄柏清热泻火,山药、续断补肝肾,固冲任,甘草调和诸药。

六、转归与预后

胎萎不长,经过中药精心调治,可继续正常发育至足月。若未及早诊治或调治不当,则会影响胎儿生长发育,可导致过期不产,甚至胎死腹中,或后天体能及智力下降。

七、预防与调摄

1. 忌烟、酒、吸毒等不良嗜好。保证充足的休息,保持心情舒畅。

2. 加强营养,不偏食,食用高热量、高蛋白、高维生素且富含叶酸、钙剂等营养元素的食物。

3. 孕妇取侧卧位,避免压迫下腔静脉,亦可增加子宫血流量,改善胎盘灌注,定期吸氧。

4. 积极治疗妊娠剧吐及妊娠合并症,如妊娠期高血压疾病等。

5. 定期产前检查,一旦发现后应及早治疗。若发现胎儿畸形应及早终止妊娠。

6. 适时分娩,一般不超过预产期。

八、西医治疗原则

治疗越早效果越好,妊娠32周前开始治疗效果佳,妊娠36周后治疗效果差。

1. 左侧卧位休息,均衡膳食,吸氧。

2. 补充氨基酸、能量合剂及葡萄糖。

3. 药物治疗。β-肾上腺素激动剂能舒张血管、松弛子宫,改善子宫胎盘血流;硫酸镁能恢复胎盘的血流灌注;丹参能促进细胞代谢、改善微循环,利于维持胎盘功能;低分子肝素、阿司匹林用于抗磷脂抗体综合征,对胎儿生长受限有效。

4. 加强监护。

(1)自数胎动,若胎动计数≥6 次/2 h 为正常。

(2)胎儿监护,从确诊开始或在妊娠 28~30 周及以后。NST 通常每周 1 次,必要时每周 2 次或以上。

(3)超声监测,胎儿生物物理评分。

5. 产科处理。

(1)经治疗胎儿生长情况及胎盘功能均良好,可继续妊娠,但不能超过预产期。

(2)经治疗无效且胎儿停止生长 3 周以上者,或胎儿、胎盘功能测定有异常者,如继续妊娠将危害母儿健康或生命者,应尽快终止妊娠,如妊娠<34 周,应以地塞米松等促胎肺成熟后终止妊娠。

(3)分娩方式选择

①阴道产:胎儿情况良好,胎盘功能正常,胎儿成熟,Bishop 评分≥7 分,羊水量及胎位正常,无其他禁忌者,可经阴道分娩。

②剖宫产:胎儿病情危重,产道条件欠佳,胎心、胎位异常等,均应剖宫产结束妊娠。

第十节 胎死不下

一、概述

妊娠 20 周后胎死胞中,历时过久,不能自行产出者,称为"胎死不下",亦称"子死腹中""胎死腹中"。

本病相当于西医学的"死胎"。确诊后,应及时处理。死胎稽留宫腔过久,容易发生凝血机制障碍,导致弥散性血管内凝血,可危及孕妇生命。

二、病因病机

其病因主要与胎盘及脐带因素、胎儿因素及孕妇因素有关。

胎死不下的病机分虚实两方面,虚者气血虚弱,无力运胎外出,实者瘀血、湿浊阻滞,防碍死胎排出。常见分型有气血虚弱、气滞血瘀、湿浊瘀阻。

三、诊断

1. 病史　可有胎漏、胎动不安等病史。

2. 临床表现　妊娠中、晚期,孕妇自觉胎动停止,腹部不再继续增大,乳房胀痛感消失;若胎儿死亡时间较长,可出现口中恶臭,腰酸腹坠,阴道出血,脉涩等。如临产时发生胎儿死亡称"死产",需做产科处理,不在此节赘述。

3. 检查

(1)腹部检查:妊娠中晚期腹围缩小,宫底下降,扪不到胎动,听不到胎心。

(2)妇科检查:乳房变松软,子宫小于妊娠月份,但宫口未开。

(3)辅助检查:妊娠试验、盆腔 B 超检查有助于确诊。

四、辨证论治

死胎一经确诊,急当下胎。治疗大法以下胎为主。但需根据母体的强弱,证之虚实,酌情用药,不宜概行峻伐猛攻,导致不良后果。如孕妇气血已虚,应先固本元,补气养血益母,再行下胎。胎死日久,易发生凝血机制障碍,有出血倾向,应予注意。

1. **气血虚弱证**

主要证候:妊娠中、晚期,孕妇自觉胎动消失,腹部不再继续增大,小腹隐痛,或有冷感,或阴道流淡红色血水,头晕眼花,心悸气短,精神倦怠,面色苍白,食欲缺乏,或口有恶臭,舌淡,苔白,脉细弱。

证候分析:由于气血虚弱,气虚运送无力,血虚产道失于濡润,故胎死腹中久不产下;气血虚弱,冲任不固,是以阴道血水流出;死胎内阻,气血运行不畅,胞脉失于温养,故小腹隐痛,或有冷感;头晕眼花,内不荣脏腑,则精神倦怠,心悸气短,气血不足,外不荣肌肤,上不荣清窍,故面色苍白,中气不足,神疲气短,气虚不运,则食欲缺乏,胎死日久,腐臭之气随冲气上逆,则口出恶臭。舌淡,苔白,脉细弱,亦为气血虚弱之征。

治法:益气养血,活血下胎。

方药:救母丹(《傅青主女科》)。

组成:人参,当归,川芎,益母草,赤石脂,荆芥穗(炒黑)。

方解:方中人参大补元气,以助运胎之力;当归、川芎、益母草养血活血,以濡润产道,使胎滑易产;黑芥穗、赤石脂引血归经、去恶血,使胎下而不致流血过多。全方有补气血、下死胎之效。

气血虚甚者,酌加黄芪、丹参补益气血;小腹冷痛者,酌加乌药、补骨脂温暖下元而行气下胎。

2. **气滞血瘀证**

主要证候:妊娠中、晚期,孕妇自觉胎动消失,腹部不再继续增大,小腹疼痛,或阴道流血,紫黯有块,口气恶臭,面色青黯,舌紫黯,苔薄白,脉沉涩。

证候分析:瘀血阻滞冲任,损及胎气,则胎死胞中;瘀血阻胎排出,则胎死不下;瘀血阻滞冲任,不通则痛,故小腹疼痛;瘀血内阻,血不归经而外溢,故阴道流血,血色紫黯或有血块。胎死瘀久,秽气上升而口臭,面色青黯,舌紫黯,脉沉涩,均为气滞血瘀之征。

治法:行气活血,祛瘀下胎。

方药:脱花煎(《景岳全书》)。

组成:当归,川芎,肉桂,牛膝,红花,车前子。

方解:方中当归、川芎活血,川芎且能行血中之气;肉桂温通血脉,牛膝引血下行,红花祛瘀;车前子软坚利滑以下胎。

出血多者加血余炭、炒蒲黄、茜草根以祛瘀止血;加黄芪补气运胎。

3. 湿浊瘀阻证

主要证候:孕期胎死胞中不下,小腹冷痛,或阴道流血,色暗紫,胸腹满闷,口出秽气,神疲嗜睡,苔白厚腻,脉濡缓。

证候分析:脾虚湿阻,壅塞胞脉,水湿内停,运胎无力,故胎死胞中不下,小腹冷痛,胸腹满闷;脾虚湿困,阳气不振,故神疲嗜睡;胎死既久,湿浊瘀邪化腐,腐气上冲,故口出秽气;苔白厚腻,脉濡缓,均乃脾虚湿困之征。

治法:健脾除湿,活血下胎。

方药:平胃散(《太平惠民和剂局方》)加芒硝。

组成:苍术,厚朴,陈皮,甘草,芒硝。

方解:方中苍术健脾除湿;厚朴、陈皮燥湿行气,甘草健脾和中,芒硝润下,使中州健运,湿浊瘀邪得以运行,以利下胎。全方合用有健脾除湿、行气下胎之效。

脾虚明显者,可加党参、黄芪、白术以益气健脾,消除湿浊。

五、转归与预后

本病若及早处理,大多预后良好。若死胎稽留宫内 4 周以上仍不能自行排出者,可发生宫内感染和弥散性血管内凝血,甚至危及产妇生命。故一经确诊子死腹中,应立即住院,速下死胎。

六、预防与调摄

1. 定期产前检查,若发现胎儿大小与妊娠月份不符,且出现阴道流血,要密切观察,及早确诊和处理。

2. 孕后应劳逸结合,节房事,调情志,食有营养且易于消化的食物。避免感染外邪,积极治疗对胎儿有影响的痼疾。

七、西医治疗原则

确诊后,应及时处理。完善病史,建议尸检,尽力寻找死胎原因,做好产后咨询。

引产方法包括米索前列醇、经羊膜腔注射依沙丫啶及高浓度催产素等。对于妊娠 28 周前无子宫手术史者,阴道放置前列腺素制剂如米索前列醇比较安全、有效,方法:200 ~ 400 μg 放置于阴道,每 4 ~ 12 小时 1 次。对于妊娠 28 周前有子宫手术史者,应制订个体化引产方案。妊娠 28 周后的引产应根据产科指南制定。

胎死过久易发生凝血机制障碍,所以胎死 4 周以上者,应做凝血功能检查。如凝血功能异常,应在纠正后再引产,并准备新鲜血,积极预防产后出血和感染。

第十一节　子满

一、概述

妊娠 5~6 个月及以后出现胎水过多,腹大异常,胸膈胀满,甚则遍身俱肿,喘不得卧者,称为"子满",又称"胎水肿满"。本病最早见于隋代《诸病源候论》,在古代文献中多将子满与子气、子肿一并论述。

本病相当于西医学的羊水过多。如有胎儿畸形,应终止妊娠,本节不予讨论。

二、病因病机

在羊水过多的孕妇中,约 1/3 患者原因不明,称为特发性羊水过多。胎儿畸形以及妊娠合并症等因素可能是导致明显羊水过多的主要原因。胎儿疾病方面主要包括胎儿结构畸形、胎儿肿瘤、神经肌肉发育不良、代谢性疾病、染色体或遗传基因异常等。多胎妊娠中,双胎妊娠羊水过多的发生率约为 10% ;胎盘脐带病变、妊娠合并症均可导致羊水过多。

中医主要机制是脾胃虚弱,脾失健运,水渍胞中所致。或因胎元缺陷,发展为畸胎。常见分型有脾气虚弱和气滞湿郁。

三、诊断

1. 病史　有早孕、孕妇糖尿病史或病毒感染史,或有畸胎、多胎史。

2. 临床表现　妊娠中后期,腹部胀满,腹大异常,胸肋满闷,甚至喘息不得平卧,腹皮绷紧而发亮,行动艰难,或伴有腹部、下肢,外阴水肿,小便短少,甚至不通。

3. 检查　腹部触诊有明显液体震荡感,胎心音遥远或听不清,胎位不清,B超检查可测羊水量,并可测出部分畸形。

四、鉴别诊断

无需鉴别。

五、辨证论治

1. 脾气虚弱证

主要证候:孕期胎水过多,腹皮急而发亮,腹大异常,下肢及阴部水肿,严重时全身水肿,食少腹胀,神疲肢软,面色淡黄,舌淡,苔白,脉沉滑无力。

证候分析:脾虚失运,浸淫胞中,水湿留聚,发为胎水过多,腹大异常,腹皮急而发亮;脾虚中阳不振,则食少腹胀,神疲肢软。水湿泛溢肌肤,故下肢及阴部水肿,严重者则全身水肿;面色淡黄,舌淡,苔白,脉沉滑无力,为脾虚湿困之征。

治法:健脾渗湿利水,养血安胎。

方药:鲤鱼汤(《千金要方》)。

组成:鲤鱼,白术,白芍,当归,茯苓,生姜。

方解:方中鲤鱼为君善行胞中之水而消肿;白术、茯苓、生姜健脾理气行水;当归、白芍养血安胎,使水行而不伤胎。若腰痛甚者,酌加杜仲、续断、菟丝子固肾安胎。阳虚兼畏寒肢冷者,酌加黄芪、桂枝以温阳化气行水。

2. 气滞湿郁证

主要证候:孕期胎水过多,胸膈胀满,甚则喘不得卧,腹大异

104

常,肢体肿胀,皮色不变,按之压痕不显,苔薄腻,脉弦滑。

证候分析:气机郁滞,蓄积胞中,水湿停聚,故胎水过多,腹大异常;湿浊上迫心肺,则胸膈胀满,甚则喘不得卧;气滞湿郁,泛溢肌肤,故肢体肿胀,皮色不变,按之压痕不显。苔薄腻,脉弦滑,为气滞湿郁之征。

治法:利水除湿,理气行滞。

方药:茯苓导水汤(《医宗金鉴》)去槟榔。

组成:茯苓,猪苓,缩砂,木香,陈皮,泽泻,白术,木瓜,腹皮,桑白皮,苏叶。

方解:方中茯苓、猪苓、白术、泽泻健脾行水;大腹皮、桑白皮、陈皮消胀行水;木香、苏叶醒脾理气;木瓜行气除湿。喘甚不得卧者,酌加葶苈子泻肺行水,下气定喘;腹胀甚者,酌加枳壳理气消胀满;下肢肿甚者,酌加防己除湿消肿。

六、转归与预后

本病一部分是由胎儿畸形所致,若确诊为胎儿畸形,应及早引产终止妊娠。

七、预防与调摄

孕后禁辛辣、生冷、暴饮暴食。饮食宜清淡,注意调理脾胃,发病后低盐饮食,适当休息,每周测 1 次体重。

八、西医治疗原则

西医对羊水过多的处理,主要取决于胎儿有无畸形、孕周大小和孕妇自觉症状的严重程度。

1. 羊水过多合并胎儿畸形　处理原则为及时终止妊娠。

2. 羊水过多合并正常胎儿　应寻找病因,积极治疗糖尿病、妊娠期高血压疾病等母体疾病。母儿血型不合者,必要时可行宫内输血治疗。前列腺素合成酶抑制剂(如吲哚美辛)有抗利尿作用,用药期间每周做 1 次 B 超监测羊水量。但不宜长时间应用,因吲哚美辛可使胎儿动脉导管闭合,妊娠>34 周者也不宜使用。胎肺不成熟者,应尽量延长孕周。羊水量反复增长,自觉症状严重者,妊娠>34 周,胎肺已成熟,可终止妊娠,如胎肺未成熟,促胎肺成熟治疗,在羊膜腔内注入地塞米松 10 mg,24 ~ 48 小时再考虑引产。分娩期应警惕脐带脱垂和胎盘早剥的发生。

第十二节　子肿

一、概述

妊娠中晚期,肢体面目发生肿胀者,称为"妊娠肿胀",亦称"子肿"。《医宗金鉴-妇科心法要诀》根据肿胀部位及程度之不同,分别有子气、子肿、皱脚、脆脚等名称。如在妊娠 7 ~ 8 个月及以后,只是脚部轻度水肿,无其他不适者,为妊娠晚期常见现象,可不必治疗,产后自消。

本病类似于西医学的妊娠高血压综合征轻症、妊娠水肿。

妊娠肿胀是孕妇多发病,做好产前检查,加强营养,适当休息,对减轻本病的发展程度有重要意义。妊娠肿胀若不伴有高血压、蛋白尿,预后良好。严重者可致子晕、子痫。

二、病因病机

至今病因不明,因该病在胎盘娩出后常很快缓解或自愈,有学者称之为"胎盘病",但很多学者认为是母体、胎盘、胎儿等众多因素作用的结果。目前国外学者多认为,子痫前期的发病可归纳为两个阶段:胎盘形成不良和胎盘氧化应激,后者释放一系列的胎盘因子,引起血管内皮细胞受损和系统炎性反应。关于其病因主要有子宫螺旋小动脉重铸不足学说,炎症免疫过度刺激学说,血管内皮细胞受损学说等。

中医学认为肺通调水道,脾运化水湿,肾化气行水,人体水液代谢赖此三脏,主要机制是虚实两个方面,虚者脾肾阳虚,水湿内停,实者气滞湿郁,泛溢肌肤,以致肿胀。常见分型有脾虚、肾虚和气滞三种。

三、诊断

1. 病史　素体脾、肾虚,情志抑郁,或孕早期感染致畸病毒;严重贫血、慢性肾炎、原发性高血压、糖尿病等合并妊娠;多胎妊娠等。

2. 临床表现　主要特征为水肿,多发生于妊娠 20 周以后,开始由踝部肿起,渐延至全身。要警惕隐性水肿。

3. 检查

(1)尿检:24 小时尿蛋白定量>0.5 g 为异常。同时关注血压、体重变化。

(2)B 超:了解有无畸形、多胎以及羊水情况。

四、鉴别诊断

需与妊娠合并慢性肾炎、妊娠合并心脏病鉴别。

五、辨证论治

1. 脾虚证

主要证候:妊娠数月,面目四肢水肿,或遍及全身,面色㿠白无华,神疲气短懒言,皮薄光亮,按之凹陷不起,口淡而腻,脘腹胀满,食欲缺乏,大便溏薄,小便短少,舌体淡胖,边有齿痕,舌苔白润或腻,脉缓滑。

证候分析:胎体上升阻碍中焦,机括不利,脾主肌肉四肢,脾阳不孕,水湿停聚,浸渍四肢肌肉,故面目四肢水肿;少气懒言,脘腹胀满,尿少便溏,舌体胖,边有齿痕,苔白润而腻,脉缓滑为脾虚生湿之象。

治法:健脾利水。

方药:白术散(《全生指迷方》)加砂仁。

组成:白术(蜜炙),茯苓,砂仁,大腹皮,生姜皮,橘红。

方解:方中重用白术,意在补脾利湿,白术健脾燥湿为君,宜用蜜炙,使其燥湿而不伤阴血;茯苓健脾利中焦湿邪;大腹皮下气宽中行水;砂仁、生姜温中理气;橘红调气和中,全方具有健脾除湿,利水消肿之功。

2. 肾虚证

主要证候:妊娠数月,面浮肢肿,下肢尤甚,按之如泥,下肢逆冷,小便不利,腰酸乏力,舌淡,苔白润,脉沉迟。

证候分析:肾气素虚,上不能温煦脾阳,下不能温煦膀胱,运化水湿,化气行水;水道莫制,泛溢肌肤,故面浮肢肿;湿性重浊,故肿势下肢尤甚;下肢逆冷,腰酸乏力,小便不利,舌淡,苔白润,脉沉迟均为肾虚之象。

治法:补肾温阳,化气行水。

方药:真武汤(《伤寒论》)。

组成:附子,生姜,茯苓,白术,白芍。

方解:方中附子大辛大热,温阳化气行水为君,病势急重,非此莫属,但其有毒,用时必须遵循以下两点:①用量不宜太重,6~9 g。②入药先煎、久煎。一般病情可易桂枝通阳化气行水。白芍开阴结,生姜、白术、茯苓健脾燥湿,与阳药同用,引阳入阴,以消阴翳。

3. 气滞证

主要证候:孕期胎水过多,腹大异常,胸膈胀满,甚则喘不得卧,肢体肿胀,皮色不变,按之压痕不显,苔薄腻,脉弦滑。

证候分析:妊娠数月,胎体上升,肺气壅塞,机括为之不利,不能通调水道,或素性抑郁,气滞水停,加之脾胃受累,中州水湿停滞,发为妊娠肿胀。

治法:理气行滞,除湿消肿。

方药:天仙藤散(《校注妇人良方》)。

组成:天仙藤,香附,陈皮,甘草,乌药,生姜,紫苏叶,木瓜。

方解:天仙藤行气祛风消肿为君,配宣肺行水之紫苏叶,疏肝理气之香附、乌药,理脾和胃之橘皮、木瓜、甘草,使三焦气顺,水调湿除而肿自消。

六、转归与预后

子肿往往是子痫早期症状之一,早期发现、早期治疗,对控制病情发展、防止向子痫转化有重要意义。

七、预防与调摄

重视孕期保健,定期产前检查,注重体重、蛋白尿、血压、水肿的变化情况。低盐饮食,控制饮水量。

八、西医治疗原则

妊娠高血压疾病治疗的目的是控制病情、延长孕周、确保母儿安全。治疗的基本原则是休息、镇静、解痉,有指征的应降压、利尿,密切监测母胎情况,适时终止妊娠。

第十三节　子晕

一、概述

妊娠中晚期,头晕目眩,或伴面浮肢肿,甚者昏眩欲厥,称为"妊娠眩晕",亦称"子眩""子晕"。明代、清代以前,本病归属在"子痫"病证中。清代《叶氏女科证治》才将子晕单独讲述。

本病类似于西医学的妊娠期高血压疾病引起的眩晕,重者似先兆子痫。子晕较为常见,属产科重症之一,如病情加重,可发展为子痫。

二、病因病机

病因不明。高危因素:孕妇年龄≥40岁;高血压、慢性肾炎、糖尿病;有子痫前期病史、家族史;首次怀孕;多胎妊娠等。

中医认为,本病的主要发病机制是阴虚肝旺,上扰清窍;亦可因气郁痰滞,清阳不升;或气血虚弱,清窍失养而引起眩晕。常见分型有阴虚肝旺、气郁痰滞、气血虚弱。

三、诊断

妊娠20周后出现收缩压≥140 mmHg和(或)舒张压≥

90 mmHg伴蛋白尿≥0.3 g/24 h 或随机尿蛋白≥(+)。子晕多发生于重度子痫前期,血压和尿蛋白持续升高,易发生母体脏器功能不全或胎儿并发症。

1. 病史　有本病高危因素及临床表现,特别注意有无头痛、视力改变及上腹不适等。

2. 临床症状　以头晕目眩为主证,重症常伴有头痛、耳鸣、视物模糊、水肿、胸闷、心烦呕恶等症,往往是子痫的先兆症状,应引起重视。

3. 检查

(1)血压:收缩压≥140 mmHg 和(或)舒张压≥90 mmHg。

(2)尿蛋白:蛋白尿≥0.3 g/24 h 或随机尿蛋白≥(+)。

(3)辅助检查:妊娠期高血压常规检查有血常规,尿常规,肝功能,血脂,肾功能,尿酸,凝血功能,心电图,胎心监护,彩超检查胎儿、胎盘、羊水等。

视病情发展和诊治需要应酌情增加以下有关的检查项目:①眼底检查;②凝血功能系列;③血电解质;④超声等影像学检查肝、胆、胰、脾、肾等脏器;⑤动脉血气分析;⑥心脏彩超及心功能测定;⑦超声检查胎儿发育,脐动脉、子宫动脉等血流指数;⑧必要时行头颅 CT 或 MRI 检查。

四、鉴别诊断

子晕应与慢性肾炎合并妊娠相鉴别。

五、辨证论治

辨证时要根据眩晕的特点和程度、兼症和舌脉分辨阴虚肝旺、气郁痰滞、气血虚弱等证型,以指导治疗。同时注意监测高血压、蛋白尿,以估计病情的轻重。妊娠眩晕的重症常是子痫的先兆。治疗大法以育阴潜阳为主,或选加滋阴潜降,或理气化痰,或补益气血等。忌用辛散温燥之品,以免重伤其阴,反助风火之邪。

1. 阴虚肝旺证

主要证候:妊娠中晚期,头晕目眩,视物模糊,心中烦闷,颧赤唇红,口燥咽干,手足心热,甚或卒然昏倒,顷刻即醒,舌红或绛,少苔,脉弦细数。

证候分析:素体阴虚,肝阳上扰,则头晕目眩,视物模糊;阴虚内热,则颧赤唇红,口燥咽干,手足心热;热扰神明,则心中烦闷,甚或卒然昏倒,顷刻即醒。舌红,苔少,脉弦细数,为肝肾阴虚之征。

治法:滋阴潜阳。

方药:杞菊地黄丸(《医级》)加龟板、牡蛎、石决明、钩藤、天麻。

组成:枸杞子,菊花,熟地黄,山萸肉,牡丹皮,山药,茯苓,泽泻。

方解:六味地黄汤滋肾壮水;枸杞、菊花清肝明目;龟板、石决明育阴潜阳;钩藤、天麻平肝潜阳。方中熟地黄为滋阴补肾,填精益髓,为君药。山茱萸补养肝肾,并能涩精,取"肝肾同源"之意;山药补益脾阴,亦能固肾,共为臣药。泽泻利湿而泄肾浊,并能减熟地黄之滋腻;茯苓淡渗脾湿,并助山药之健运,与泽泻共泄肾浊,助真阴得复其位;丹皮清泄虚热,并制山萸肉之温涩。三药称为"三泻",均为佐药。六位合用,三补三泻,其中补药用量重于"泻药",是以补为主;肝、脾、肾三阴并补,以补肾阴为主,这是本方的配伍特点。

2. 气郁痰滞证

主要证候：妊娠中后期，头晕目眩，胸闷心烦，两胁胀满，呕逆泛恶，时吐痰涎，倦怠嗜睡，面浮肢肿，甚则视物昏花，不能站立，苔白腻，脉弦滑而缓。

证候分析：气郁痰滞，清阳不升，故妊娠头晕目眩，甚则视物昏花，不能站立；气郁痰滞，肝失滋养，则胸闷心烦，两胁胀满；气郁痰滞，胃失和降，则呕逆泛恶，时吐痰涎；痰饮泛溢，则面浮肢肿；痰浊困脾，阳气不振，则倦怠嗜卧。苔白腻，脉弦滑而缓，为气郁痰滞之征。

治法：健脾理气化痰。

方药：半夏白术天麻汤（《脾胃论》）合四物汤。

组成：半夏，天麻，白术，茯苓，橘红，甘草，生姜，大枣，熟地，白芍，川芎，当归。

方解：方中半夏、白术祛痰理气，健脾燥湿；四物补血安胎；半夏和天麻都是君药，半夏化痰降逆，天麻平肝熄风，治头晕。臣药白术，健脾燥湿，因脾虚为先，后则痰湿。佐药茯苓、橘红，以化痰渗湿为主，又兼有健脾和理气的作用。使药甘草调和诸药，姜、枣健脾胃。

3. 气血虚弱证

主要证候：妊娠中后期，头晕眼花，心悸健忘，神疲乏力，气短懒言，面色苍白或萎黄，舌淡，脉细弱。

证候分析：血气不足，清阳不升，髓海失养，故孕后头昏眼花；血虚心神失养，则心悸健忘，少寐多梦；气虚中阳不振，则神疲乏力，气短懒言；气血不足，不能充养荣润于面，故面色苍白或萎黄。舌淡，脉细弱，为气血不足之征。

治法：益气养血。

方药:八珍汤(《正体类要》)。

组成:人参,白术,白茯苓,当归,川芎,白芍,熟地,炙甘草。

方解:方中人参与熟地相配,益气养血,共为君药;白术、白茯苓健脾渗湿,协人参益气健脾,当归、白芍养血和营,助熟地补益阴血,均为臣药;川芎活血行气,使之补而不滞为佐药;炙甘草益气和中,调和诸药,为使药。上述人参、白术、茯苓、炙甘草,即四君子汤,健脾益气和中;熟地、白芍、当归、川芎,即四物汤,养血和血,使补血而不滞血,和血而不伤血。若头晕眼花甚者,酌加菊花、枸杞子、蔓荆子以养血平肝;心悸健忘,少寐多梦者,酌加远志、酸枣仁、龙眼肉以养心安神。

六、转归与预后

子晕有轻重之分,气血虚弱型属轻症,阴虚肝旺、气郁痰滞为重证,多是子痫的先兆症状,应引起足够的重视。及时正确的治疗,预后大多良好,否则病势发展可导致子痫,甚至影响母子生命。

七、预防与调摄

对低危人群目前无有效的预防方法。对高危人群可能有效的预防措施有:

1. 调情志,保持心情舒畅,勿受精神刺激。

2. 适度锻炼。

3. 合理安排休息,充足睡眠,安静环境,左侧卧位。

4. 合理饮食。妊娠期不推荐严格限盐。高钙饮食或补钙,低钙饮食(摄入量<600 mg/d)的孕妇建议补钙,口服至少 1 g/d。

5. 阿司匹林抗凝治疗。有高凝倾向孕妇低剂量阿司匹林

(25~75 mg/d)口服至分娩。

6. 按时监测体重、血压、胎盘功能及尿蛋白等,做到早发现、早治疗。

八、西医治疗原则

镇静、解痉,有指征的降压、补充胶体液、利尿,密切监测母胎情况,适时终止妊娠。

(一)一般治疗

1. **休息和饮食** 应注意休息,并取侧卧位。但子痫前期患者住院期间不建议绝对卧床休息。保证充足的蛋白质和热量。但不建议限制食盐摄入。

2. **镇静** 为保证充足睡眠,必要时睡前可口服地西泮2.5~5 mg。

(二)硫酸镁解痉治疗

一般每天静滴6~12小时,24小时总量不超过25 g。用药期间每日评估病情变化,决定是否继续用药。

(三)降压治疗

常用的口服降压药物常用有拉贝洛尔、硝苯地平短效或缓释片。

(四)扩容疗法

子痫前期孕妇需要限制补液量以避免肺水肿,不推荐扩容治疗。

(五)利尿治疗

子痫前期患者不主张常规应用利尿剂,仅当患者出现全身性水肿、肺水肿、脑水肿、肾功能不全、急性心力衰竭时,可酌情使用呋塞米等快速利尿剂。甘露醇主要用于脑水肿。

（六）促胎肺成熟

孕周<34 周的子痫前期患者预计 1 周内可能分娩的均应接受糖皮质激素促胎肺成熟治疗。

（七）分娩时机和方式

子痫前期患者经积极治疗母胎状况无改善或者病情持续进展的情况下，终止妊娠是唯一有效的治疗措施。终止妊娠时机：①妊娠期高血压、轻度子痫前期的孕妇可期待治疗至孕 37 周以后。②重度子痫前期患者：小于孕 26 周的经治疗病情不稳定者建议终止妊娠。孕 26~28 周根据母胎情况及当地围生期母儿诊治能力决定是否可以行期待治疗。孕 28~34 周，如病情不稳定，经积极治疗 24~48 小时病情仍加重，应终止妊娠；如病情稳定，可以考虑期待治疗，并建议转至具备早产儿救治能力的医疗机构。>孕 34 周患者，胎儿成熟后可考虑终止妊娠。孕 37 周后的重度子痫前期可考虑终止妊娠。

第十四节　子痫

一、概述

妊娠晚期，或临产时，或新产后，眩晕头痛，突然昏不知人，两目上视，牙关紧闭，四肢抽搐，腰背反张，少顷可醒，醒后复发，甚或昏迷不醒者，称为"妊娠痫证"，亦称"子痫"。古书早有记载。《诸病源候论·妊娠痉候》提出"妊娠而发者，闷冒不识人。须臾醒，醒复发，亦是风伤太阳之经作痉也"。

本病相当于西医学中的子痫。子痫是产科危急重症，做好产前检查，对预防子痫的发生和发展有重要意义。子痫一旦发生,严重威胁母婴生命。

二、病因病机

病因不明。高危因素同子晕。

发病机制主要是肝阳上亢,肝风内动,或痰火上扰,蒙蔽清窍。

1. **肝风内动** 素体阴虚,孕后精血养胎,肾精益亏,肝血愈虚,血不荣筋,肝风内动,精不养神,心火偏亢,风火相煽,神志昏冒,遂发子痫。

2. **痰火上扰** 孕妇素体阴虚,孕后阴血下聚养胎,阴虚尤甚,阴虚热盛,灼其津液,炼液成痰,痰热互结,或肝阳偏亢,气郁痰滞,蕴而化火,痰火交炽,或孕妇脾虚湿盛,聚液成痰,郁久化热,以致痰火上蒙清窍,神志昏冒,发为子痫。

三、诊断

子痫前期基础上发生的不能用其他原因解释的抽搐。

1. **病史** 子痫发生前可有不断加重的重度子痫前期,但也可发生于血压升高不显著、无蛋白尿病例。注意询问妊娠前有无高血压、肾病、糖尿病、抗磷脂综合征等病史,了解此次妊娠后高血压、蛋白尿等征象出现的时间和严重程度,有无妊娠期高血压疾病家族史。

2. **临床症状** 妊娠后期或分娩时、分娩后,子痫抽搐进展迅速,忽然眩晕倒仆,昏不知人,两目上视,牙关紧闭,口吐白沫,四肢抽搐,角弓反张,须臾醒,醒复发,甚或昏迷不醒。

3. **检查** 收缩压≥140 mmHg 和(或)舒张压≥90 mmHg 伴蛋白尿≥0.3 g/24 h 或随机尿蛋白≥(+)。需检查血常规、尿常规、肝功能、血脂、肾功能、尿酸、心电图、胎心监护等。视病情发展和诊治需要应酌情增加以下有关的检查项目:①眼底检查;②凝血功能;③血电解质;④超声等影像学检查肝、胆、胰、脾、肾等脏器;⑤动脉血气分析;⑥心脏彩超及心功能测定;⑦超声检查胎儿发育、脐动脉、子宫动脉等血流指数;⑧必要时行头颅 CT 或 MRI 检查。

四、鉴别诊断

注意和其他强直性-痉挛性抽搐疾病(如癔症、癫痫、颅脑病变等)进行鉴别。主要与妊娠合并癫痫发作相鉴别:癫痫既往有类似发作时,发作前一般无头痛、头晕、眼花、胸闷,亦无高血压、水肿、尿蛋白等症状与体征。

五、辨证论治

本病辨证要充分注意昏迷与抽搐发作程度和频率,结合兼症和舌脉,确定证型与治法。治法以清肝熄风、安神定痉为主。由于病情危重,应中西医结合进行救治。

1. 肝风内动证

主要证候:妊娠晚期,或临产时及新产后,头痛眩晕,突然昏仆不知人,牙关紧闭,四肢抽搐,腰背反张,时作时止,或良久不省,手足心热,颧赤息粗,舌红或绛,苔无或花剥,脉弦细而数或弦劲有力。

证候分析:素体肝肾阴虚,孕后血聚养胎,阴血更虚,肝阳益亢,故头痛眩晕;肝风内动,筋脉拘急,以致牙关紧闭,四肢抽搐,角弓反张;风火相煽,扰犯神明,以致昏仆不知人;阴虚内热,则手足心热,颧赤。舌红或绛,苔无或花剥,脉弦细数或弦劲有力,为阴虚阳亢,肝风内动之征。

治法:养阴清热,平肝熄风。

方药:羚角钩藤汤(《通俗伤寒论》)。

组成:羚羊角,桑叶,川贝母,生地,钩藤(后下),菊花,茯神,白芍,生甘草,鲜竹茹。

方解:方中羚羊角、钩藤平肝清热,熄风镇痉,为君药;桑叶、菊花清肝明目,为臣药;竹茹、贝母清热化痰,生地、白芍养阴清热,茯神宁心安神,为佐药;甘草和中缓急,为使药。全方共奏养阴清热,平肝熄风止痉之效。

2. 痰火上扰证

主要证候:妊娠晚期,或临产时及新产后,头痛胸闷,突然昏仆不知人,牙关紧闭,口流涎沫,面浮肢肿,息粗痰鸣,四肢抽搐,角弓反张,时作时止,舌红,苔黄腻,脉弦滑而数。

证候分析:痰火内蕴,则胸闷;痰火上蒙清窍,则头痛,昏仆不知人;肝阳偏亢,火盛,风动,则牙关紧闭,四肢抽搐,角弓反张;痰湿内盛,则口流涎沫,息粗痰鸣;湿浊泛溢肌肤,则面浮肢肿。舌红,苔黄腻,脉弦滑而数,为痰火内盛之征。

治法:清热开窍,豁痰熄风。

方药:安宫牛黄丸(《温病条辨》)。

组成:牛黄,郁金,水牛角,黄连,黄芩,山栀,朱砂,雄黄,冰片,麝香,珍珠,金箔衣。

方解:方中以牛黄清心解毒,豁痰开窍,水牛角清心,凉血、解毒,麝香开窍醒神,此三味为君药;黄芪、黄连、栀子助牛黄、水牛角以泻心包火而清热毒,雄黄助牛黄以豁痰解毒,再以郁金、冰片草木之香,芳香去秽,通窍开闭,助牛黄、麝香内透包络,以金箔、朱砂、珍珠镇心安神,均为佐使药。以上诸药合用,共成清热解毒、豁痰开窍之效。

因方中有朱砂、雄黄、麝香等妊娠禁忌药,临床应用时当慎重!

六、转归与预后

子肿、子晕、子痫,可视为同一疾病的不同阶段,首先是子肿、子晕,为中药治疗的有效时期,若此时治疗不及时,病情进一步发展,可出现先兆子痫,子痫。子痫一旦发作,需中西医结合治疗,若治疗及时,处理得当,可控制抽搐,母子可能平安;若抽搐反复发作,抽搐时间长,往往预后不良。

七、预防与调摄

子痫应防重于治,及早诊断与治疗对控制病情发展有重要意义。注意休息,侧卧位,调节情志,饮食宜高蛋白、高维生素,一般不严格控制食盐。若发展成子痫,护理更为重要,宜单人房间,避声光刺激,床周加护档,防止病人跌仆、坠地外伤、唇舌咬伤等。昏迷期间禁止饮食。若子痫不能控制,可考虑终止妊娠;子痫得以控制,亦应适时终止妊娠,以减少母婴围产期死亡率和产后并发症。

八、西医治疗

子痫发作时的紧急处理包括一般急诊处理、控制抽搐、控制血压,预防子痫复发以及适时终止妊娠等。同时,应监测心、肝、肾、中枢神经系统等重要脏器功能,凝血功能和水电解质酸碱平衡。

1. 一般急诊处理 子痫发作时需保持气道通畅,维持呼吸、循环功能稳定,密切观察生命体征、尿量(应留置导尿管监测)等。避免声、光等刺激。预防坠地外伤、唇舌咬伤。

2. 控制抽搐 硫酸镁是治疗子痫及预防复发的首选药物。当患者存在硫酸镁应用禁忌或硫酸镁治疗无效时,可考虑应用地西泮、苯妥英钠或冬眠合剂控制抽搐。子痫患者产后需继续应用硫酸镁 24~48 小时,至少住院密切观察 4 天。

3. 控制血压 脑血管意外是子痫患者死亡的最常见原因。当收缩压持续≥160 mmHg,舒张压≥110 mmHg 时要积极降压以预防心脑血管并发症。

4. 适时终止妊娠 子痫患者抽搐控制 2 小时后可考虑终止妊娠。

第十五节 妊娠心烦

一、概述

妊娠期间,烦闷不安,抑郁不乐,或烦躁易怒者,称为"妊娠心烦",亦名"子烦"。唐代昝殷《产宝》云:夫妊娠而子烦者,是肺脏虚而热乘于心,则令心烦也。停痰积饮在心胸之间,或冲于心,亦令烦也。若热而烦者,但热而已;若有痰饮而烦者,呕吐涎沫,恶闻食气,烦躁不安也。大抵妊娠之人,既停痰积饮,又虚热相搏,气郁不舒;或烦躁,或呕吐涎沫,剧则胎动不安,均谓之子烦也。宋代陈自明《妇人大全良方》论曰:妊娠苦烦闷者,以四月受少阴君火气以养精;六月受少阳相火气以养气。若母心惊胆寒,多有烦闷,名曰子烦也。《胎产秘书》子烦:凡妊娠心惊胆怯,烦闷不安,名曰子烦。

子烦临床不多见,现代医学研究报道也少。

二、病因病机

主要机制是阴虚胎热,扰乱心神。

1. **阴虚火旺**　素体阴亏,孕后血聚养胎,阴血虚益甚则生内热,热扰心胸而烦,致心烦。

2. **痰火内蕴**　素有痰饮停滞胸中,孕后阴血养胎,孕重虚,阴亏,阳气偏盛,阳盛则热,痰热相搏,扰动神明,故烦躁不安。

3. **肝郁化火**　素性抑郁,或孕后七情内伤,情志不快,肝郁气滞。孕后胎体渐大,影响气机升降,气滞益甚,郁而化热,热扰心神,遂令心烦。

三、诊断

以孕妇自觉症状为主,自觉心中烦闷不安甚则心惊胆怯,烦躁不安。

四、鉴别诊断

胎气上逆。是指孕妇胸胁胀满,甚则心惊胆怯,烦躁不安;以胀满为主。妊娠心烦者以心烦为主。

五、辨证论治

辨证依据是烦闷不安主症及出现的兼症、舌脉进行综合分析判断。病因有阴虚火旺、痰火内蕴、肝郁化火之异。辨证当分虚实,审因论治,治疗以清热除烦为大法。阴虚者宜养阴清热,痰热者宜涤痰清热,肝热者宜疏肝清热。凡助火生火、伤阴耗液之品皆当忌用。妊娠心烦虽属有热,但不宜苦寒直折其火,应酌情选用清热除烦、宁心安神之品。

1. 阴虚火旺证

主要证候:妊娠后心中烦闷或心惊胆怯,坐卧不宁,午后潮热,手足心热,口干咽燥,小便短赤,舌红,苔少或苔薄黄而干,脉细数而滑。

证候分析:素体阴虚,孕后血聚养胎,阴虚火旺,热扰心神,故心烦不安,坐卧不宁;阴虚内热,故午后潮热,手足心热;阴亏而津伤,故口干咽燥,小便短赤;舌红,苔少或薄黄而干,脉细数而滑,均为阴虚内热之征。

治法:养阴清热除烦。

方药:人参麦冬散(《万氏女科》)。

组成:人参,麦冬,茯苓,黄芩,知母,生地,竹茹,炙甘草。

方解:方中人参益气生津;麦冬养阴生津,清热除烦;生地滋肾益阴以济心火;知母泻肾火,而降心火,解热除烦;黄芩、竹茹清热除烦;茯苓、甘草安神调中。全方共奏养阴清热,宁心除烦之效。若心烦热者加栀子清心除烦,心惊胆怯者,酌加龙齿、石决明以安神定志。

2. 痰火内蕴证

主要证候:妊娠期间,心烦不安,甚则心悸胆怯,头晕目眩,胸脘满闷,或呕吐痰涎,或形体肥胖,舌淡红,苔黄而腻,脉滑数。

证候分析:痰饮停滞胸中,积久化热,痰火上扰心胸,心神不宁,故心烦不安,甚或心悸胆怯;痰火上扰清窍,故头晕目眩;痰火内蕴,升清降浊之机失职,故胸脘满闷,呕吐痰涎,或形体肥胖。舌淡红,苔黄而腻,脉滑数,为痰火内蕴之征。

治法:理气化痰,清胆和胃。

方药:温胆汤(《外台秘要》)去枳实。

组成:生姜,半夏(洗),陈皮,竹茹,枳实,甘草,茯苓。

方解:方中半夏降逆和胃,燥湿化痰为君;竹茹清热化痰,止呕除烦,枳实行气消痰,使痰随气下为臣;陈皮理气燥湿,茯苓健脾渗湿为佐;姜、甘草益脾和胃,协调诸药为使。诸药合用,共奏理气化痰,清胆和胃之效。痰热酌加浙贝母、前胡、瓜蒌清热化痰;呕恶甚者,酌加藿香和胃降逆止呕。

3. 肝经郁火证

主要证候:妊娠期间烦闷不安,或烦躁易怒,头晕目眩,口苦咽干,两胁胀痛,精神郁郁不乐,常欲太息,舌红,苔薄黄,脉弦数而滑。

证候分析:肝郁化热,热扰心神,故心烦不安;怒为肝之志,肝热则烦躁易怒;肝热上犯空窍,故见头晕目眩;肝胆互为表里,肝火内积使胆热液泄,故口苦咽干;肝脉布胁贯膈,肝郁经脉不利,气机阻滞,故两胁胀痛,精神抑郁;气郁失于畅达,故常欲太息以自疏。舌红,苔薄黄,脉弦数而滑,为肝经郁火之征。

治法:疏肝解郁,清热除烦。

方药:丹栀逍遥散(《内科摘要》)去当归、丹皮,加黄芩、竹茹。

组成:牡丹皮,栀子,白术,柴胡,当归,茯苓,甘草,芍药。

方解:柴胡疏肝解郁,使肝气得以条达,白芍酸苦微寒,养血敛阴,柔肝缓急,木郁则土衰,肝病益传脾,故以白术、茯苓、甘草健脾益气,丹皮清血中之伏火,栀子善清肝热,导热下行,黄芩泻火除烦,竹茹清热止呕,涤痰开郁。若头晕目眩甚者,酌加钩藤、菊花、夏枯草清热平肝;胸胁胀痛者,酌加川楝子、郁金疏肝解郁,理气止痛。

六、转归与预后

本病经及时治疗后,大多可以好转。经上述治疗,若病情不见好转,需进一步检查排除器质性病变。

七、预防与调摄

本病发生往往与精神因素有关,患者应保持乐观愉快的情绪,解除顾虑,避免精神刺激。注意生活起居,保证睡眠。饮食宜清淡、易消化,忌肥甘厚味及辛辣之品。

八、西医治疗原则

1. 一般治疗。注意休息,避免劳累,保证充足睡眠,精神放松,应给予精神安慰,注意其精神状态,了解其思想情绪,解除顾虑。

2. 本病需进一步检查排除抑郁症及其他器质性病变。

第十六节　妊娠小便淋痛

一、概述

妊娠期间,尿频、尿急、淋漓涩痛者,称为"妊娠小便淋痛",或"妊娠小便难",亦称"子淋"。本病最早见于汉代《金匮要略·妇人妊娠病脉证并治篇》。隋代巢元方《诸病源候论·诸淋候》明确指出淋证病位在肾与膀胱,其机制是"淋者,肾虚膀胱热故也"。《沈氏女科辑要笺正》指出本病"阴虚热炽,津液好伤着为多。非一味苦寒胜湿淡渗利水可治,不比寻常淋沥皆由膀胱湿热郁结也"。本病的病因病机得以进一步完善。

本病相当于西医学的妊娠合并尿道炎、膀胱炎、肾盂肾炎等泌尿系统感染的疾病。妊娠小便淋痛是临床常见的妊娠合并症。

二、病因病机

泌尿系感染是妊娠期常见的一种合并症,可造成早产、败血症,甚至诱发急性肾功能衰竭。发病率约占孕妇的7%。其中以肾盂肾炎最常见。

妊娠期易患泌尿系感染的因素:

1. 胎盘分泌大量雌激素、孕激素使妊娠期肾盂、肾盏、输尿管扩张。

2. 增大的子宫于骨盆入口处压迫输尿管,形成机械性梗阻,肾盂及输尿管扩张。

3. 增大的子宫和胎头将膀胱向上推移变位,易造成排尿不畅、尿潴留或尿液反流入输尿管。

4. 妊娠期常有生理性糖尿,尿液中的氨基酸及水溶性维生素等营养物质增多,有利于细菌生长,有使无症状菌尿症发展为急性肾盂肾炎的倾向。

中医学认为,主要发病机制是膀胱郁热,气化失司。常见分型有阴虚津亏、心火偏亢、下焦湿热三种。

三、诊断

1. 病史　孕前有尿频、尿急、尿痛病史或有不洁性生活史。

2. 临床表现　妊娠期间,出现尿频、尿急、尿痛或伴小腹坠胀症状,腰部酸痛。

3. 尿常规　可见红细胞、白细胞或少量蛋白。

四、鉴别诊断

需与转胞、妊娠遗尿鉴别。

五、辨证论治

1. 阴虚津亏证

主要证候:妊娠期间,小便频数,量少色黄,淋漓涩痛,手足心热,午后潮热,大便干结,颧赤唇红,舌红,苔少或无苔,脉细滑而数。

证候分析:阴虚内热,膀胱气化不利,津液亏耗,故小便频数,淋漓涩痛,量少色黄;阴虚内热,故午后潮热,手足心热,虚热上浮,则颧赤唇红;阴虚津液不足,则大便干结。舌红,少苔或无苔,脉细滑数,为阴虚津亏之征。

治法:滋阴清热,润燥通淋。

方药:知柏地黄丸(《景岳全书》)。

组成:知母,黄柏,熟地黄,山茱萸,牡丹皮,山药,茯苓,泽泻。

方解:熟地黄滋肾阴,益精髓;山茱萸滋肾益肝,山药滋肾补脾;泽泻泻肾降浊,丹皮泻肝火;茯苓渗脾湿,知母、黄柏清肾中伏火,清肝火。若潮热盗汗显著者,酌加麦冬、地骨皮、五味子、牡蛎粉滋阴清热敛汗;尿中带血者,酌加旱莲草、女贞子、小蓟养阴清热,凉血止血。方中丹皮、泽泻慎用。

2. 心火偏亢证

主要证候:妊娠期间,小便频数,尿量少,艰涩而痛,色深黄,面赤心烦,甚者口舌生疮,舌红,苔薄黄,脉细滑数。

证候分析:心火偏亢,传入膀胱,移热小肠,故小便频数,艰涩而痛,尿少色黄;心火上炎,灼伤苗窍,则口舌生疮,面赤心烦。舌红,苔少,脉细滑数,为心火偏旺所致。

治法:清心泻火,润燥通淋。

方药:导赤清心汤(《通俗伤寒论》)。

组成:鲜生地,辰茯神,细木通,原麦冬,粉丹皮,益元散,淡竹叶,辰灯心,莲子心,童便。

方解:方中生地、丹皮润燥凉血以清心热;木通、竹叶、灯心、益元散、童便通淋利水以泻心火;麦冬、莲心、茯神养心阴、清心火而宁心神。全方共奏清心泻火,通淋润燥之效。

小便热痛甚者,酌加黄芩、栀子以清热解毒;热伤阴络尿中带血者,酌加炒地榆、藕节、大小蓟以凉血止血。

3. 下焦湿热证

主要证候:妊娠期间,突感小便频急,艰涩不利,尿色黄赤,灼热刺痛,甚或腰痛,口苦咽干,胸闷食少,渴喜冷饮,面色黄垢,舌红,苔黄腻,脉滑数。

证候分析:湿与热搏,气化不行,蕴结膀胱,水道不利,故小便频急,尿色黄赤,艰涩不利,灼热刺痛;湿热伤肾,则致腰痛;湿热熏蒸于上,故口苦咽干,面色黄垢;热灼津液,则渴喜冷饮。湿困脾胃,则胸闷食少。舌红,苔黄腻,脉滑数,为湿热内盛之征。

治法:清热利湿,润燥通淋。

方药:加味五淋散(《医宗金鉴》)。

组成:黑栀子,赤茯苓,当归,白芍,黄芩,甘草梢,生地,泽泻,车前子,木通,滑石。

方解:方中黑栀子、黄芩清热泻火;泽泻、滑石、木通、车前子、茯苓渗利湿热而通淋;生地、当归凉血补血润燥而养胎;白芍、甘草养阴缓急以止淋痛。全方共奏清热利湿、润燥通淋之效。唯滑石滑利较甚,当归气味俱厚,易动胎气,尚需慎用。

若热盛毒甚者,酌加金银花、蒲公英、连翘以清热解毒;湿热灼伤阴络,尿中带血者,酌加大小蓟、炒地榆、侧柏叶以凉血止血。

六、转归与预后

是常见的妊娠并发症,及时正确治疗预后良好。

七、预防与调摄

注意阴部卫生,节制性生活,以防湿热秽浊之邪上犯膀胱,饮食宜慎温燥、辛辣及油腻之品。

八、西医治疗原则

泌尿系感染是妊娠期常见并发症。临床表现轻重不一,轻者可呈无症状性菌尿症,但不会自行消失,20%～40%将发展为急性泌尿系感染,因此治疗与非孕期不同。确诊者均应采用抗生素治疗;治疗应根据尿菌培养及药敏试验结果,选择敏感且对胎儿无影响的药物。常用药物有氨苄西林 0.5 g,每日 4 次口服;妊娠中期可应用磺胺甲噁唑 1 g,每日 4 次口服;孕晚期避免使用。需治疗 2 周,停药后定期复查尿培养。

鼓励患者多饮水或多吃西瓜,可起到冲洗尿路细菌的作用。保持局部清洁卫生,每日用温开水冲洗外阴 2 次,勤换内裤。注意性生活卫生,大便后用手纸应自前向后擦,以减少肠道细菌感染阴道及尿道的机会。这些做法,既有利于治疗,又是预防尿路感染及肾盂肾炎的良好措施。

第十七节 妊娠贫血

一、概述

妊娠期间出现倦怠、乏力、气短、面色苍白、水肿、食欲缺乏等，检查呈现血红蛋白或红细胞总数降低，红细胞比容下降，称妊娠贫血。中医无此病名，但在古医籍中，已有涉及妊娠血虚的论述，根据其临床表现，当属"虚劳""血虚""血证"等病证范畴。

西医称妊娠合并贫血，属高危妊娠范畴，是妊娠期最常见的合并症。妊娠期血容量增加，且血浆增加多于红细胞增加，血液呈稀释状态。由于妊娠期血液系统的生理变化，妊娠期贫血的诊断标准与非妊娠妇女不同。世界卫生组织的标准为，孕妇外周血红蛋白<110 g/L 及血细胞比容<0.33 为妊娠期贫血。妊娠期贫血分为轻度贫血和重度贫血。血红蛋白>60 g/L 为轻度贫血，血红蛋白≤60 g/L 为重度贫血。

二、病因病机

西医根据病因将妊娠期贫血分为三型。

1. **缺铁性贫血** 缺铁性贫血是妊娠期最常见的贫血，占妊娠期贫血的95%。孕期铁需求量增加，孕妇对铁摄取不足或吸收不良，可引起缺铁性贫血。此外，孕期有慢性感染及肝肾疾病存在造成铁利用率较低，孕期伴有寄生虫病、慢性失血及腹泻造成铁丢失等也与缺铁性贫血有关。

2. **巨幼红细胞性贫血** 巨幼红细胞性贫血是由叶酸或维

生素 B_{12} 缺乏引起 DNA 合成障碍所致的贫血,特点是大红细胞性贫血。妊娠期本病95%是叶酸缺乏,少数孕妇因缺乏维生素 B_{12} 而发病。人体需要维生素 B_{12} 量很少,贮存量较多,单纯因维生素 B_{12} 缺乏而发病者较少。引起叶酸和维生素 B_{12} 缺乏的原因:首先是叶酸和维生素 B_{12} 来源缺乏或吸收不良,绿叶蔬菜、豆类及动物蛋白摄入不足,不当的烹调方法损失大量叶酸,可使孕妇引发本病,孕妇患慢性消化道疾病可影响肠道吸收,加重叶酸和维生素 B_{12} 缺乏;其次妊娠期需要量增加,多胎孕妇需要量更多,造成妊娠期发病和病情加重;再次是叶酸排泄增加,孕妇肾血流量增加,叶酸在肾内廓清加速,肾小管再吸收减少,叶酸从尿中排泄增多。

3. 再生障碍性贫血 再生障碍性贫血,简称再障,是因骨髓造血干细胞数量明显减少和质的缺陷导致造血障碍,引起外周全血细胞(红细胞、白细胞、血小板)减少为主要表现的一组综合征。目前病因不明,可能与服用药物、病毒感染、接触放射线和化学药品等有关。

中医认为,妊娠贫血的机制有三个方面:先天禀赋不足,精血亏虚;后天脾胃虚弱,或饮食偏好,气血生化乏源;久病伤阴,或大病失血,精血暗耗。加之孕后精血养胎,母体精血更虚而发为本病。

三、诊断

1. 病史 长期偏食,营养不良,或孕前有贫血史,先天性贫血可由家族遗传,许多慢性病及感染性疾病也可导致贫血。

2. 临床表现 贫血早期主要症状为疲乏无力,贫血加重时可出现头晕、心悸、气短、纳呆、低热、面部及下肢水肿,面色萎黄无华或㿠白,爪甲不荣,舌质淡,脉细无力等。

3. 检查　血液检查是本病的诊断依据,若血红蛋白≤110 g/L,红细胞<$3.5×10^{12}$/L,血细胞比容<0.30,即可诊断妊娠贫血。并进一步做血片检查,必要时做骨髓穿刺,以确诊属于哪种贫血。

四、鉴别诊断

本病应与妊娠肿胀、妊娠合并心脏病、感染性贫血、骨髓异常增生综合征相鉴别。

五、辨证论治

妊娠贫血,多为虚证,或由脏腑虚损,气血亏虚所致,或气血化源不足,或失血伤血,精血暗耗太过。

1. 气血两虚证

主要证候:妊娠期面色㿠白或苍白,倦怠乏力,头晕眼花,口淡纳差,腹胀便溏,或见妊娠水肿,或腰酸、腹痛下坠,舌淡胖,苔白,脉缓无力。

证候分析:素体气血不足,孕后血聚养胎,气载胎,气血愈虚,血虚则面色㿠白或苍白,气虚则四肢乏力;气血亏虚不能化精滋肾,故腰酸,腹痛下坠。纳差,腹胀,便溏,舌淡胖,苔白,脉缓无力均为脾胃虚弱、气血不足之象。

治法:补气养血安胎。

方药:八珍汤(《正体类要》)。

组成:当归,川芎,白芍,熟地黄,党参,白术,茯苓,炙甘草。

方解:方中党参、白术、茯苓、炙甘草为四君子汤健脾益气,当归、川芎、白芍、熟地黄为四物汤养血活血,诸药合用,气血双补,而无贫血之虞。

2. 心脾两虚证

主要证候:妊娠期面色无华,失眠多梦,心悸怔忡,头昏眼花,唇甲色淡,舌淡,苔少,脉细弱。

证候分析:素体脾虚血少,孕后阴血养胎,致心血不足,血不养心,故失眠多梦,心悸怔忡;血虚不能上荣清窍,故头昏眼花,面色无华,唇甲色淡。舌淡,苔少,脉细弱,均为心脾气血两虚之证。

治法:益气补血,健脾养心。

方药:归脾汤(《济生方》)。

组成:党参,黄芪,白术,茯神,酸枣仁,龙眼肉,木香,远志,生姜,大枣,炙甘草,当归。

方解:方中党参、黄芪、白术、甘草甘温补脾益气,生姜、大枣调和脾胃,以资化源;茯神、枣仁、龙眼肉养心安神,当归助龙眼肉补血养心,远志交通心肾而定志宁心,木香辛香理气醒脾,以防益气补血药滋腻太过碍脾。

2. 肝肾不足证

主要证候:妊娠期常觉头晕目眩,腰膝酸软,或肢麻痉挛,或胎儿小于孕周;舌黯红,少苔,脉细弦滑。

证候分析:素体肝肾不足,孕后阴血养胎,肝肾精血不足,故头晕目眩,腰膝酸软,或肢麻或痉挛;胎儿失于濡养,故胎儿小于孕月;舌黯红,苔少,脉细弦滑均为肝肾不足之象。

治法:滋补肝肾。

方药:大补元煎(《景岳全书》)加首乌、桑寄生。

组成:人参,山药,熟地黄,杜仲,当归,山茱萸,枸杞,炙甘草,首乌,桑寄生。

方解:人参大补元气为君,气生则血长;山药、甘草补脾气,佐人参以滋生化之源;当归养血活血调经;熟地、枸杞、山茱萸、杜仲滋补肝肾,益精血,加生首乌、桑寄生滋肾养血安胎。

六、转归与预后

妊娠轻度贫血对妊娠、分娩及孕产妇、胎儿影响不大,通过饮食调护,补充铁剂、叶酸以及中医辨证治疗,可维持正常妊娠。严重贫血可引起流产、早产、胎儿宫内生长受限、死胎、死产,对母儿危害较大。缺铁性贫血、巨幼红细胞性贫血得到诊治预后良好,再障预后不良。

七、预防与调摄

对孕前贫血患者,应积极治疗,是否适合怀孕应进行咨询,孕后定期进行检查。妊娠后应注意补充铁剂、叶酸。

饮食调护尤为重要,加强孕期营养指导,多食富含营养、易于消化的食物,如蔬菜、水果、瓜豆类、肉类、富含维生素等食物,少食肥腻、辛辣、生冷之品,不可偏食。保持心情舒畅,防止过度思虑,以免损伤心脾,暗耗精血。

定期检查血常规,发现贫血及时纠正。

八、西医治疗

(一)病因治疗

1. 缺铁性贫血　口服给药为主。硫酸亚铁0.3 g或琥珀酸

亚铁 0.1 g,每日 3 次,同时补充维生素 C 0.1 ~ 0.3 g 促进铁的
吸收。给予氨基酸螯合钙胶囊(乐力),每日 1 粒。也可选用
10% 枸橼酸铁铵 10 ~ 20 ml,每日 3 次口服。多糖铁复合物的不
良反应较少,每次 150 mg,每日 1 ~ 2 次。对妊娠后期重度缺铁
性贫血或因严重胃肠道反应不能口服铁剂者,可用右旋糖酐铁
或山梨醇铁。两种制剂分别含铁 25 mg/ml 和 50 mg/ml。给药
途径为深部肌内注射,首次给药应从小剂量开始,第一日 50 mg,
若无副作用,第二日可增至 100 mg,目前,临床上蔗糖铁应用也
较多。

2. 巨幼红细胞性贫血 确诊为巨幼红细胞性贫血,应每日
口服叶酸 15 mg,或每日肌内注射叶酸 10 ~ 30 mg,直至症状消
失、贫血纠正。若治疗效果不显著,应检查有无缺铁,可同时补
给铁剂。有神经系统症状者,单独用叶酸有可能使神经系统症
状加重,应及时补充维生素 B_{12}。维生素 B_{12} 100 ~ 200 μg 肌注,
每日 1 次,2 周后改为每周 2 次,直至血红蛋白恢复正常。

3. 再生障碍性贫血 再障患者在病情未缓解之前应避孕。
若已妊娠,在妊娠早期应做好输血准备行人工流产。妊娠中、晚
期的患者,因终止妊娠已有较大危险,应加强支持治疗,在严密
监护下继续妊娠直至足月分娩。

有明显出血倾向者,给予肾上腺皮质激素治疗,如泼尼松
10 mg,每日 3 次口服,但皮质激素抑制免疫功能,易致感染,不
宜久用。也可用蛋白合成激素,如羟甲烯龙 5 mg,每日 2 次口
服。有刺激红细胞生成作用。选用对胎儿无影响的广谱抗生素
预防感染。

(二)输血治疗

当血红蛋白 ≤ 60 g/L,应少量、多次输红细胞悬液或全血,

避免加重心脏负担诱发急性左心衰竭。再障孕妇必要时可输注白细胞、血小板。

（三）产时及产后处理

重度贫血产妇于临产后配血备用。严密监护产程，尽量缩短产程，但应避免产伤。积极预防产后出血，胎肩娩出后，肌注或静注缩宫素 10~20 U。如无禁忌证，胎盘娩出后，应用缩宫素 20 U 加于 5% 葡萄糖注射液中静脉滴注，持续至少 2 小时。出血多时应及时输血。产程中严格无菌操作，产时及产后应用广谱抗生素预防感染。再生障碍性贫血孕妇尽量经阴道分娩，防止第二产程用力过度，以免造成脑等重要器官或胎儿颅内出血。有产科手术指征者，剖宫产时宜将子宫一并切除，防止引起产后出血及产褥感染。

第六章　临产病

第一节　临产病小论

　　临产病,临床上常见有难产和胞衣不下。本章着重论述"产力异常",导致难产、胞衣不下的辨证论治。

　　临产病的发病机制较复杂,主要有先天禀赋不足,房事不节,损伤肾气;饮食失节,劳逸过度,损伤脾气,中气不足;素多忧郁,情志不畅,气滞血瘀等,影响了冲任、胞宫的功能,从而导致了临产病的发生。

　　难产病因总结起来有产力异常、产道异常、胎儿、胎位异常。其中产道异常、胎儿、胎位异常于分娩之际常需手术助产。本节主要讨论"产力异常"导致难产。产力是促使胎儿从宫内娩出的动力,主要包括子宫收缩力、腹肌及肛提肌收缩力等,其中以子宫收缩力为主。当子宫收缩力的强度、频率及节律发生异常时,就会影响产程的进展而发生滞产甚至难产。产力异常导致难产的主要机制是气血失调,分虚实两证。或气血虚弱,表现为宫缩乏力,不能促胎外出,或气滞血瘀,气血运行不畅,表现为子宫收缩不协调,碍胎外出。

　　胞衣不下,相当于西医学的胎盘稽留。胞衣,即今之胎盘与胎膜的总称。引起本病的机制有虚实之分,虚者由于气虚不能传送,实者由于血瘀阻碍或寒凝血滞,以致胞衣不下。常见分型有气虚、血瘀、寒凝三型。

临产病的发病有两个显著特点:一是起病突然,来势急;二是处理不慎,可危及母子生命。在临床上通过产前检查,可以在临产前发现部分临产病,如产道异常、胎位异常、胎儿异常等,产前综合评估,于孕晚期确定分娩方式。但也有一部分临产病,如胞衣不下是在分娩过程中发生的,因此在临产时必须严密观察产程,发现异常及时采取应变措施。以使临产病得到准确治疗和预防。

治疗以补肾固冲、健脾益气、疏肝理血为主,必要时配合手法或手术治疗。

第二节 难 产

一、概述

妊娠足月,临产分娩困难者,称"难产"。难产在古书中有"乳难""子难""产难"之称。难产处理不及时,可导致母子双亡,或留下严重后遗症。杨子建《十产论》和傅山《傅青主女科》中详细介绍了难产证治以及纠正胎位的各种手法。

难产又称异常分娩,影响因素包括产力、产道、胎儿及精神心理因素,其中任何一个或者一个以上的因素发生异常及四个因素间相互不能适应,均可使产程进展受阻,导致难产。其中产道、胎儿、胎位明显异常,一般于分娩之际需行手术助产,本节不予讨论。西医学产力异常导致的难产可参照本病辨证治疗。

二、病因病机

产力是分娩的动力,系指将胎儿及其附属物从子宫内逼出的力量,包括子宫收缩力、腹肌和膈肌收缩力、肛提肌收缩力,以子宫收缩力为主。分娩过程中,子宫收缩的节律性、对称性及极性不正常或强度、频率有改变,称子宫收缩力异常,简称产力异常。

西医学中,产力异常分为子宫收缩乏力(简称宫缩乏力)和子宫收缩过强(简称宫缩过强)两类,每类又分为协调性子宫收缩和不协调性子宫收缩。

（一）子宫收缩乏力

多由几个因素综合引起,常见的原因有:

1. 子宫局部因素　多胎妊娠、巨大胎儿、羊水过多等使子宫肌纤维过度伸展,失去收缩能力。子宫发育不良、子宫畸形、子宫肌瘤、高龄产妇、经产妇或宫内感染、子宫肌纤维变性、结缔组织增生等,均可引起原发性宫缩乏力。

2. 头盆不称或胎位异常　由于胎儿过大、骨盆较小或胎位异常,导致胎先露部下降受阻,胎儿先露部不能紧贴子宫下段及宫颈内口,因而不能引起反射性子宫收缩,导致继发性宫缩乏力。是继发性宫缩乏力最常见的原因。

3. 精神心理因素　初产妇,尤其是高龄初产妇,惧怕分娩及精神过度紧张,或对妊娠及分娩生理认识不足,缺乏产前系统培训,过早兴奋与疲劳,严重干扰大脑皮质神经功能,导致子宫收缩乏力。

4. 内分泌失调　临产后产妇体内缩宫素、雌激素、乙酰胆碱和前列腺素合成与释放不足,子宫肌肉敏感性降低,均可导致宫缩乏力。如胎儿肾上腺发育未成熟,胎儿胎盘合成与分泌硫酸脱氢表雄酮量少,宫颈成熟度欠佳,亦可引起原发性宫缩乏力。

5. 药物影响 临产或产程早期使用大量解痉、镇静、镇痛剂、宫缩抑制剂及麻醉药,如哌替啶、吗啡、氯丙嗪、硫酸镁、盐酸利托君等,可抑制宫缩。

6. 其他因素 产妇合并有急、慢性病,或待产时间长、睡眠不足、过度疲乏、膀胱充盈、临产后进食不足以及过多地消耗体力、水及电解质紊乱,均可导致宫缩乏力。

（二）子宫收缩过强

不协调性子宫收缩过强常见于缩宫药物使用不当时,如缩宫素静滴剂量过大、肌内注射缩宫素或米索前列醇引产等。子宫痉挛性狭窄环多因精神紧张、过度疲劳以及不适当地应用缩宫药物或粗暴地进行阴道内操作所致。

中医认为,产力异常导致难产的机制主要是气血失调,分虚实两证,虚者乃气血虚弱,运胞无力,实者气滞血瘀,运胞受阻。

三、诊断

1. 病史 足月妊娠,在分娩过程中产程进展缓慢,甚至停滞。

2. 临床表现 虚证子宫收缩虽协调但无力,临产后宫缩持续时间短、间歇时间长,宫缩力量弱,神疲乏力,无特殊痛苦;实证子宫收缩不协调,甚或强直,持续腹痛,产妇烦躁不安,不得休息,精神疲惫。

3. 检查 虚证表现为子宫收缩乏力,收缩时宫壁不坚硬,监护仪测定宫腔压力不到 4.0 kPa,子宫颈口不能如期开张,先露下降缓慢。实证表现为虽子宫收缩时宫壁坚硬,但宫缩不协调,宫口不能扩张,胎先露不能下降,胎位触及不清,出现痉挛性狭窄环时,坚箍胎体,阻碍下降,胎心持续过速。做骨盆内诊和外测量,以及评估胎儿大小,除外头盆不称情况。

四、鉴别诊断

主要是通过 B 超及骨盆测量,与由产道异常、胎位异常及胎儿异常引起的难产相鉴别。

五、辨证论治

产力异常分虚实两证,虚者表现为宫缩时腹部软,宫缩时间短而弱,间歇时间长,宫口不能如期扩张;实者子宫收缩不协调,自觉宫缩很强,持续性疼痛,拒按。治疗上,虚者补充气血,使产力正常,产道通畅,自然分娩,但用药注意补虚不宜过于滋腻,以防滞产;实者理气活血,催生下胎,但化瘀不可过用破血耗气药,以防伤正。

1. 气血虚弱证

主要证候:产时阵痛轻微,宫缩时间短,强度弱,间歇长,产程进程慢,久产不下;或下血量多,色淡或胎膜早破,面色无华,神疲乏力,心悸气短,舌淡,苔薄,脉虚大或细弱。

证候分析:气血虚弱,冲任不足,故阵痛轻微;胞宫无力促胎外出,故宫缩短、强度弱,产程延长;气虚不能摄血则下血量多;气虚中阳不振,则神疲乏力;血虚,心失所养,则心悸;气血两虚,不能上荣,故面色无华,舌淡、苔薄、脉大而虚均为气血不足之象。

治法:大补气血。

方药:蔡松汀难产方(经验方)。

组成:黄芪(蜜炙),当归,茯神,党参,龟甲(醋炙),川芎,白芍(酒炒),枸杞。

方解:黄芪、党参大补元气,以助母力为君;当归、川芎、白芍养血活血为臣;茯神健脾宁心;枸杞子、龟甲滋肾填精,血旺精足以润胎催产。若宫口已开全而产力不足时,亦可含服参片或加服独参汤,大补元气助其产力。

2. 气滞血瘀证

主要证候:产时腰腹疼痛剧烈,按之痛甚,间歇不匀,宫缩虽强,但无规律,无推力,产程进展缓慢,久产不下,下血量少,色暗红,心情烦躁,精神紧张,胸闷脘胀,时欲呕恶,舌黯红,苔薄白,脉弦大或至数不匀。

证候分析:气机不利,冲任不畅,瘀滞胞宫,故产时腰腹疼痛剧烈;胞宫瘀滞,故宫缩虽强,但无规律,无推力,产程进展缓慢,久产不下;气机不利,故心情烦躁,精神紧张,胸闷脘胀;气机逆乱,升降失调,则时欲呕恶。面色紫黯,舌黯红,脉不匀,均为气滞血瘀之象。

治法:行气活血,化瘀催产。

方药:催生立应散(《济阴纲目》)。

组成:车前子,当归,冬葵子,白芷,牛膝,大腹皮,枳壳,川芎,白芍。

方解:当归、川芎、牛膝活血化瘀、润胎催生为君;大腹皮、枳壳破气散结下胎为臣;车前子、冬葵子利水滑胎;白芷、白芍养血消肿,缓急止痛。全方共奏行气活血、化瘀催产之功。

六、转归与预后

难产贵在及时诊断和处理,如处理不及时或不正确,会危及母婴生命,围产儿可因严重窒息或产伤而死亡,有幸存活,也可能留下脑瘫、癫痫、智力发育障碍等;产妇也可因难产发生产后出血、子宫破裂、产褥感染等严重并发症,有的可能遗留生殖道瘘、席汉综合征等疾患。产程中如出现头盆不称、产道异常或产力异常得不到纠正,估计不能经阴道分娩者应及时行剖宫产。如属于一般产力异常可按中医辨证处理,必要时中西结合治疗。

七、预防与调摄

对孕妇做好产前检查、产前教育,解除思想顾虑和恐惧心理。分娩时鼓励多进食,做到"睡、忍痛、慢临盆",排空大、小便,适当运用镇静剂和宫缩剂,发现异常,及时处理。

八、西医治疗原则

(一)子宫收缩乏力

1. 协调性宫缩乏力 出现宫缩乏力时,不论是原发性还是继发性宫缩乏力,首先应寻找原因,特别注意有无头盆不称与胎位异常,阴道检查了解宫颈扩张、胎位及胎先露部下降情况。如有头盆不称或胎位异常,经过试产,估计不能经阴道分娩者,应及时行剖宫产术;若判断无头盆不称和胎位异常,估计能经阴道分娩者,应采取加强宫缩的方法。

(1)第一产程

1)一般处理:做好耐心的解释工作,消除产妇对分娩的顾虑和紧张情绪,注意休息,鼓励进食,指导大小便。不能进食者静脉补充营养,排尿困难者应及时导尿。破膜12小时以上应给予抗生素预防感染。

2)加强子宫收缩:经上述一般处理宫缩仍弱,产程无明显进展,确诊为协调性宫缩乏力,可选用下列方法加强宫缩。

①人工破膜:宫口扩张≥3 cm,产程进展延缓或阻滞,无头盆不称、胎头已衔接者,可行人工破膜。破膜需选择在两次宫缩间歇时进行,破膜前检查胎心,并且检查有无脐带先露,破膜后术者手指应停留在阴道内,使羊水缓缓流出,经过1~2次宫缩待胎头入盆后,术者再将手指取出,以免脐带脱垂,同时观察羊水量、性状和胎心变化。破膜后宫缩仍不理想,可用缩宫素静脉滴注加强宫缩。

②缩宫素静脉滴注:缩宫素是一种有效的子宫收缩剂,适用于宫口扩张≥3 cm、胎心良好、胎位正常、头盆相称,出现协调性宫缩乏力者。原则是以最小浓度获得最佳宫缩,由小剂量开始,一般将缩宫素2.5 U加于0.9%生理盐水500 ml内混匀,从4~5滴/min开始,根据宫缩强弱进行调整,调整间隔为15~30分钟,每次增加4~5滴/min为宜,最大给药剂量通常不超过60滴/min,维持宫缩时宫腔内压力达50~60 mmHg,宫缩间隔2~3分钟,持续40~60秒。对于不敏感者,可适当增加缩宫素剂量。缩宫素静点过程中,必须专人严密观察,观察药物的滴速、宫缩情况、宫颈扩张、胎先露下降以及胎心情况,如宫缩持续1分钟以上或有胎儿宫内窘迫,应立即停止静点。

③地西泮静脉推注:地西泮具有软化宫颈,使宫颈平滑肌松弛,促进宫口扩张作用。适用于宫口扩张缓慢及宫颈水肿的情况。通常剂量为10 mg,缓慢静脉推注,与缩宫素联合应用效果更佳。

在加强宫缩前需要评估宫缩的频率、强度及持续时间。同时要行阴道检查,了解宫颈口长度、扩张大小、软硬程度、位置及先露部的位置。临床上常用 Bishop 评分法了解宫颈成熟度,判断引产及加强宫缩的成功率,见表6-1。满分为13分,≤3分多失败,4~6分的成功率约为50%,7~9分的成功率约为80%,≥10分均成功。

表6-1　Bishop 宫颈成熟度评分法

指标	分数			
	0	1	2	3
宫口开大(cm)	0	1~2	3~4	5~6
宫颈管消退(%) (未消退为2 cm)	0~30	40~50	60~70	80~100
先露位置 (坐骨棘水平=0)	-3	-2	-1~0	+1~+2
宫颈硬度	硬	中	软	
宫口位置	后	中	前	

经过上述处理,试产2~4小时产程仍无进展或出现胎儿窘迫征象时,应及时行剖宫产术。

(2)第二产程:若无头盆不称,出现宫缩乏力时,也应给予缩宫素静脉滴注加强宫缩,促进产程进展。若胎头双顶径已通过坐骨棘平面,等待自然分娩,或行会阴后-侧切开以产钳术助产或胎头吸引术结束分娩;若胎头仍未衔接或伴有胎儿窘迫征象,估计短期内难以经阴道分娩,应及时行剖宫产术。

(3)第三产程:处理着重于预防产后出血,当胎儿前肩娩出时,即静脉推注缩宫素10 U,并同时给予缩宫素10~20 U静脉滴注,加强子宫收缩。产程长、破膜时间长,应给予抗生素预防感染。

2. **不协调性宫缩乏力**　处理原则是调节子宫收缩.使其恢复正常节律性及极性。给予镇静剂盐酸哌替啶 100 mg、吗啡 10 mg 肌内注射或地西泮 10 mg 静脉推注,使产妇充分休息,休息后不协调性宫缩往往能恢复为协调性宫缩。在宫缩恢复为协调性之前,禁用缩宫素。若经上述处理,不协调性宫缩被纠正,但宫缩仍较弱时,按协调性宫缩乏力处理。若不协调性宫缩未能得到纠正,或出现胎儿窘迫征象,或伴有头盆不称和胎位异常,应行剖宫产术。

（二）子宫收缩过强

1. **协调性子宫收缩过强**　这种异常强烈的宫缩很难被常规剂量的镇静剂抑制,重点在于对急产的处理,应以预防为主,有急产史的孕妇,应提前住院待产。临产后慎用促宫缩药物及其他促进宫缩的方法。提前做好接产及抢救新生儿的准备。若急产来不及消毒及新生儿坠地者,新生儿应尽早肌内注射精制破伤风抗病毒 1500 U,并给予维生素 K_1 10 mg 肌内注射,预防颅内出血。产后应仔细检查软产道,若有撕裂应及时缝合。若属于未消毒的接产,应给予抗生素预防感染。

2. **不协调性子宫收缩过强**

（1）强直性子宫收缩:一旦出现强直性子宫收缩,应及时给予宫缩抑制剂,如 25% 硫酸镁 20 ml 加于 5% 葡萄糖液 20 ml 内缓慢静脉推注(不少于 5 分钟),或肾上腺素 1 mg 加于 5% 葡萄糖液 250 ml 内静脉滴注。若出现产道梗阻,应立即行剖宫产。若胎死宫内可用乙醚吸入麻醉,若仍不能缓解强直性宫缩,应行剖宫产。

（2）子宫痉挛性狭窄环:应停止阴道内操作及停用缩宫药物等,认真寻找导致子宫痉挛性狭窄环的原因,及时纠正。若无胎儿窘迫征象,给予镇静剂如盐酸哌替啶 100 mg 或吗啡10 mg肌内注射,25％硫酸镁 20 ml 加于 5％ 葡萄糖注射液 20 ml 内缓慢滴注,等待异常宫缩自然消失。当宫缩恢复正常时,可行阴道助产或等待自然分娩。若经上述处理,子宫痉挛性狭窄环不能缓解,胎先露部较高,宫口未开全,或出现胎儿窘迫征象,应立即行剖宫产。若胎死宫内,宫口已开全,可行乙醚麻醉,经阴道分娩。

第三节 胞衣不下

一、概述

胎儿娩出后,经过半小时胎盘不能自然娩出者,称为"胞衣不下",亦称"息胞"。

唐代,昝殷《产宝》:有由产母才送儿出。无力送衣者,有历时既久或乘冷气,则血道凝涩,而衣不下者。有胎前素弱,至血枯而衣停者。《妇人大全良方》胞衣不出方论第四:夫有产儿出、胞衣不落者,世谓之息胞。由产初时用力,此产儿出而体已疲惫,不能更用力产胞;经停之间,而外冷气乘之,则血道涩,故胞衣不出。须急以方药救治,不妨害于儿。所奈者,胞系连儿脐,胞不出即不得以时断脐、浴洗,冷气伤儿则成病也。旧法胞衣不出恐损儿者,根据法截脐而已。产处须顺四时方面,并避五行禁忌者。若有触犯,多令产妇难产。虽腹痛者,未产也。欲腹痛连腰痛甚者,即产也。所以然者,肾候于腰,胞系肾故也。治胎衣不出,脐腹坚胀急痛即杀人,服此药胞即烂,下死胎。下后防虚,必须连服生化汤二三剂,不可厌药之频,自有大效。清代傅山《傅青主女科》:正产胞衣不下:产妇有儿已下地,而胞衣留滞于腹中,二、三日不下,心烦意躁,时欲昏晕,人以为胞衣之蒂未断也,谁知是血少干枯,粘连于腹中乎! 世人见胞衣不下,未免心怀疑惧,恐其冲之于心,而有死亡之兆。然而胞衣究何能上冲于心也。但胞衣不下,瘀血未免难行,恐有血晕之虞耳。治法仍宜大补其气血,使生血以送胞衣,则胞衣自然润滑,润滑则易下,生气以助生血,则血生自然迅速,尤易催堕也。

本病相当于西医学的胎盘残留。胞衣,即今之胎盘与胎膜的总称。

二、病因病机

本病的机制,虚者由于气虚不能传送,实者由于血瘀阻碍或寒凝血滞,以致胞衣不下。常见分型有气虚、血瘀、寒凝三型。治疗方法:虚证宜补气传送胞衣以摄血,实证宜化瘀温经,排出胞衣,并引血归经。

1. 气虚　素体虚弱,中气不足,或产时用力过度,或产程过长,劳则伤气,无力送出胞衣。

2. 血瘀　素体虚弱,气不摄血,气虚血瘀,瘀血阻滞,胞衣不下。

3. 寒凝　素体阳气不足,阴寒内盛,或产室寒温失宜,寒邪袭胞,以致气血凝滞,而胞衣不下。

三、诊断

胎儿娩出后,经过半小时胎盘不能自然娩出者。

四、鉴别诊断

产后恶露不绝：是指产后子宫复旧不全，B超检查宫内无组织残留。胞衣不下：产后宫腔内残留了胎盘或胎膜。

五、辨证论治

1. 气虚证

主要证候：产儿后，胞衣久不下，血块痛虽未止，产妇气血虚脱，或晕或厥，或汗多，或形脱，口气渐凉，烦渴不止，或气喘急者，面色㿠白，舌淡，苔薄，脉缓弱。

证候分析：产妇素体虚弱，产后中气更虚，无力运胞外出，故胞衣不下；气虚下陷，故小腹坠胀；气虚胞宫缩复无力，故小腹有块，按之不硬；气虚不能摄血，失血过多，血随气脱，或晕或厥，或汗多，或形脱。舌淡，苔薄，脉缓弱，为气虚之征。

治法：补气养血，理气下胞。

方药：加参生化汤（《傅青主女科》）。

组成：人参，当归，川芎，香附桃仁，炮姜，炙草。

方解：方中人参大补元气以摄血下胞；当归、川芎、桃仁养血活血，理气下胞，炮姜温经散寒止痛。全方有补气养血，理气下胞之效。血块痛甚，加肉桂；渴加麦冬，汗多加麻黄根；如血块不痛，加炙黄芪；伤饭食、面食，加炒神曲、麦芽（炒）；伤肉食，加山楂、砂仁（炒）。

2. 血瘀证

主要证候：产儿后，胞衣久不下，小腹疼痛，拒按，有包块，阴道出血量多，色黯夹血块，血块下后痛减，舌紫黯，或有瘀斑紫点，苔薄，脉弦涩有力。

证候分析:瘀血阻滞,故胞衣不下;瘀血内阻,不通则痛,故小腹疼痛,有包块,拒按;瘀血内阻,血不归经,则阴道出血量多,色黯有块;血块下后瘀滞稍通,故使痛减。舌紫黯,或有瘀斑紫点,脉弦涩有力,为血瘀之征。

治法:活血化瘀,通利下胞。

方药:牛膝汤(《宋·太平惠民和剂局方》)。

组成:牛膝,当归,瞿麦,滑石,通草,冬葵子。

方解:方中当归、牛膝活血化瘀下胞;瞿麦、通草、滑石、冬葵子通利行水,滑润下胞。

3. 寒凝证

主要证候:产儿后,胞衣久不下,小腹冷痛,有包块,拒按,喜温,阴道流血量少,血色黯红,形寒肢冷,面色青白,舌淡苔白,脉沉紧。

证候分析:寒气凝滞,客于胞脉,故使胞衣不下,不通则痛,小腹冷痛,有包块,拒按;得温则瘀滞稍通;血为寒凝,故使阴道流血量少,血色黯红;寒伤阳气,则形寒肢冷,面色青白。舌淡,苔白,脉沉紧,为血寒之征。

治法:温经行滞,活血下胞。

方药:八味黑神散(《卫生家宝产科备要》)。

组成:熟地黄,白芍药,当归,干姜,肉桂,蒲黄,黑大豆,炙甘草。

方解:方中干姜、肉桂温经散寒,温通血脉;当归、蒲黄、黑大豆养血活血,利水下胞;熟地黄补血,白芍药缓急止痛;炙甘草益气和中。综合全方,有温经行滞、活血下胞之效。若胞久不下,神倦乏力者,酌加人参、黄芪,使气旺则邪易去而血易行,胞衣可下。

六、转归与预后

本病需积极治疗,避免产后出血、感染而危及生命。

七、预防与调摄

1. 避免多次人工流产,积极治疗子宫内膜炎,对于有剖宫产史、肌瘤剔除术史,前置胎盘、高龄产妇及多产妇要提高警惕。

2. 积极处理第三产程。

3. 要仔细检查胎盘胎膜是否完整,若怀疑不全,应行 B 超检查,必要时行刮宫术。

4. 分娩后应常规检查宫底,了解子宫的收缩状况,如果子宫收缩不良应进行按摩,并用缩宫素促进子宫收缩。产后应检查产妇的生命体征和阴道出血情况,及早发现易于忽略的持续性缓慢出血。鼓励产妇积极排空膀胱,鼓励新生儿早吸吮,可反射性引起子宫收缩,减少出血量。

八、西医处理原则

1. 怀疑胎盘滞留时,应马上检查阴道和宫腔。若胎盘已剥离,应迅速将胎盘取出。

2. 若胎盘粘连,可一手按压宫底一手进入宫腔行徒手剥离胎盘,应仔细检查胎盘胎膜防止剥离不全,产后常规刮宫。

3. 如剥离有困难怀疑存在胎盘植入时,不可强行剥离,以免导致大出血。如出血多,需手术切除子宫或行动脉栓塞治疗。若出血不多,可保守期待治疗,或行动脉栓塞治疗、MTX 治疗。

4. 对胎盘胎膜残留、血块残留者,应行钳刮或刮宫术。

5. 部分胎盘面发生植入导致胎盘部分剥离,使子宫不能有效宫缩可导致出血,往往需要急诊手术,必要时切除子宫。

第七章　产后病

第一节　产后病小论

产妇在新产后及产褥期内发生的与分娩或产褥有关的疾病,称为"产后病"。

常见的产后病有产后血晕、产后痉病、产后发热、产后腹痛、产后小便不通、产后身痛、产后恶露不绝、缺乳、产后抑郁等。上述疾病,多发生于新产后及产褥期。历代医家对产后常见病和危急重症概括为"三病""三急""三冲"。如汉代《金匮要略·妇人产后病脉证治》指出:"新产妇人有三病,一者病痉,二者病郁冒,三者大便难。"又《张氏医通》云:"败血上冲有三,或歌舞谈笑,或怒骂坐卧,甚者逾墙上屋……此败血冲心。……若饱闷呕恶,腹满胀痛者,曰冲胃。……若面赤呕逆欲死曰冲肺。……大抵冲心者,十难救一,冲胃者,五死五生,冲肺者,十全一二。"又述:"产后诸病,唯呕吐、盗汗、泄泻为急,三者并见必危。"前人所述的产后病,涉及范围广泛,根据现代临床的认识来看,古人所说的产后"三冲",与西医产科的羊水栓塞有相似之处,是产时危急重症,本书将在后面详细论述,以便临床认证。近年来,由于社会多种因素及亚健康人群增多,故本章新增临床常见的产后抑郁。

产后病的病因病机,可归纳为三大方面:①亡血伤津。由于分娩用力、出汗、产创或出血过多,使阴血暴亡,虚阳浮散,变生他病,易致产后血晕、产后痉病、产后发热、产后大便难、产后小便淋痛等。②瘀血内阻。分娩创伤,脉络受损,血溢脉外,离经成瘀。产后余血浊液易生瘀滞,新产后百节空虚,若起居不慎,感受寒热之邪,寒凝热灼成瘀;或胞衣、胎盘残留或感染邪毒,均可造成瘀血内阻,败血为病,可致产后腹痛、产后发热、产后恶露不绝、产后抑郁等。③外感六淫或饮食房劳所伤。产后元气、津血俱伤,生活起居不慎或调摄失当,均可导致气血不畅,冲任损伤而致产后诸疾。

综上所述,由产后亡血伤津、元气受损、瘀血内阻所形成的"多虚多瘀"的病机特点,是产后病发生的基础和内因。有学者通过对 200 例正常自然分娩产妇与 100 例健康未孕妇女对照组之间红细胞免疫黏附活性、植物血凝素皮试、血液流变学、甲皱微循环、血常规的实验检测和产妇恶露量、色、质及腹痛、便秘、神疲倦怠等临床征象观察,初步验证了中医妇科学这一传统理论的客观性和科学性,从而为产后病的病因病机学说及防治产后疾病提供了理论与临床依据。

产后病的诊断:运用四诊采集病史,通过查体及体征资料,进行八纲、脏腑、气血辨证之时,注重新产后的生理、病理、病因病机进行"三审",先审小腹痛与不痛,以辨有无恶露停积;次审大便通与不通,以验津液的亏虚;再审乳汁的行与不行和饮食多少,以察胃气的强弱。同时了解产妇体质,产前、产时、产后等具体情况,参以舌脉证,特殊情况下参考妇科检查及相应的辅助检查进行全面的分析,最后作出诊断。

产后病的治疗原则：本着"勿拘于产后，亦勿忘于产后"的治疗原则，依据亡血伤津、瘀血内阻、多虚多瘀的特点，临证时需仔细体察，结合病情进行辨证论治。《景岳全书·妇人规》云："产后气血俱去，诚多虚证。然有虚者，有不虚者，有全实者。凡此三者，应随证随人，辨其虚实，以常法治疗，不得执有诚心，概行大补，以致助邪。"此种立论，实为产后辨证论治之要领。常用的具体治法有补虚化瘀、益气固表、调理肾肝脾、清热解毒等。补虚化瘀，以补益气血为主，佐以化瘀，使瘀血去新血生；益气固表，以补肺健脾为主，佐以调和营卫，使之充皮毛，实腠理，而无"百脉空虚"；调理肾肝脾，以调和肾肝脾各脏腑功能为主，佐以调和气血；清热解毒，以清理产后感染邪毒为主，佐以凉血化瘀，以使邪毒不入营血，且无邪陷心包之虞；疗产后诸虚，脏腑损伤之疾，而无产后抑郁之苦。选方用药，既要照顾气血，又勿行气过于耗散，化瘀勿过于攻伐，时时顾护胃气，消导必兼扶脾，寒证不过用温燥，热证不过用寒凉；解表不过于发汗，攻里不过于削伐，因人因证，灵活掌握。同时注意产后用药应"三禁"，一禁大汗以防亡阳，二禁峻下以防亡阴，三禁通利小便以防亡津液。

产后病的调护：适寒温，节饮食，和情志，禁房事。居室宜寒温适宜，空气流通；衣着宜温凉合适，以防外感风寒或中暑；饮食宜清淡，富含营养而易消化；勿过食生冷辛辣和肥甘厚味之品，以防伤及脾胃；心情宜保持舒畅，勿抑郁太过，以防情志伤人。产后应注意保持外阴清洁卫生，以防病邪乘虚入侵。

第二节　产后血晕

一、概述

产妇在分娩以后,突然出现头晕眼花,或心胸满闷,不能起坐,恶心呕吐,或痰涌气急,甚则神昏口噤,不省人事,称其为产后血晕。

本病相当于西医学中因产后大出血而引起的虚脱、休克,或羊水栓塞,以及妊娠合并心脏病引起的产后心衰等病症,是产后危急重症之一,若不及时救治,可危及产妇生命,或因气血虚衰而变生其他疾病。

二、病因病机

常因羊水过多、巨大胎儿及多胎妊娠、产妇精神紧张、过度疲劳等导致子宫收缩乏力;胎盘粘连或植入、胎盘滞留、胎盘及胎膜残留等的胎盘因素;会阴、阴道、宫颈及子宫下段裂伤和凝血功能异常等造成产后出血而引起的虚脱、休克,或羊水栓塞,羊水主要经宫颈黏膜静脉、胎盘附着处的静脉窦进入母体血循环。胎膜破裂后,胎膜与宫颈壁分离使血管损伤,或当宫口扩张时引起宫颈壁损伤,均可使宫颈黏膜静脉开放,强烈宫缩使羊膜腔内压过高使胎膜破裂时羊水更易进入母体。羊水也易在宫颈撕裂、子宫破裂、前置胎盘、胎盘早剥或剖宫产术中,通过病理性开放的子宫血窦进入母体血循环。羊水还能在胎膜早破或破膜后进入子宫壁与胎膜之间,宫缩时宫腔内压增高,羊水通过子宫壁静脉进入母体血循环。此外,羊膜腔穿刺、大月份钳刮术也可使羊水进入母体血循环。而羊水进入母体血液循环,可通过阻塞肺小血管,引起机体的变态反应和凝血机制异常而引起机体的一系列病理生理变化。以及妊娠合并心脏病引起产后心衰等病症。

中医学认为本病病机为虚实两端,虚者阴血暴亡,心神失守;实者瘀血攻心,扰乱心神,气逆攻心。

三、诊断

1. 病史　产妇既往可患有严重的贫血、凝血功能障碍,血小板减少症或产后宫缩乏力、软产道裂伤、胎盘剥离不全、胎盘剥离后滞留、胎盘嵌顿、胎膜残留或胎盘植入等。

2. 临床表现　以产妇分娩之后数小时内,突然出现不能坐起,头晕目眩,或心胸满闷,痰涌气急,恶心呕吐,心烦不安,或晕厥甚则昏迷,不省人事为主要特点。

3. 检查

(1)产科检查:了解胎盘、胎膜是否完整剥离,有无胎盘、胎膜残留,有无副胎盘残留宫腔,了解子宫收缩情况,有无软产道损伤等征象,密切观察阴道出血量。

(2)实验室检查:血常规、血小板计数、凝血酶原时间、纤维蛋白等凝血功能方面的有关实验室检查,有助于临床诊断。

(3)其他辅助检查:心电图、血压测量、脉搏、心率、B超、心脏功能检测、肝脏及肾脏功能检测等可辅助诊断。

四、鉴别诊断

产后血晕与产后痉病、产后子痫、产后郁冒均可发生于新分娩之际,四种疾病临床表现虽有一些相似之处,但病因病机各有不同,治法各异,故临证时必须详细辨识,予以鉴别,方不致误。

1. 产后痉病 这两种疾病的相似之处为口噤不开,但是产后痉病多有产时的创伤,感染邪毒,或者产后亡血伤津,筋脉失养所致,其病发时间比产后血晕缓慢,症状以四肢抽搐,项背强直,角弓反张为主,两者易于鉴别。

2. 产后子痫 两种疾病的相似之处为都可见神志不清,但产后子痫除了产前有高血压、头晕目眩、头面及四肢水肿、尿蛋白等病史以外,尚有典型的抽搐症状,故可与产后血晕相鉴别。

3. 产后郁冒 两种疾病虽都可见眩晕症状,但产后郁冒是因为产后亡血复汗,感受寒邪所致,症见郁闷不舒,咽不能食,头晕目瞀,大便反坚,但头汗出;而产后血晕则多有产后阴血暴亡,心神失养,或淤血停滞,气逆攻心所致,病情严重,晕来势急,临床诊断时以不省人事,口噤,或晕厥甚则昏迷不省人事为其特点。

五、辨证论治

产后血晕的治疗,首先需要辨其虚实,分清脱证与闭证。本病属于"产后病,三冲"范围,无论虚实都属于急危重症,均需及时救治,必要时,中西医结合抢救。

1. 血虚气脱证

主要证候:新分娩,失血过多,面色苍白,心悸愦闷,突然昏晕,甚则昏不知人,冷汗淋漓,眼闭口开,手撒肢冷,舌淡,苔少,脉微欲绝或浮大而虚。

证候分析:失血过多,心失所养,神明不守,心悸愦闷,则令昏晕,或昏不知人;阴血暴脱,不能上荣于目,则瞑冒眼闭;气随血脱,脾阳衰微,故手撒肢冷,面色苍白,口开;营阴暴虚,孤阳外泄,则冷汗淋漓。舌淡,苔少,脉微欲绝或浮大而虚,为血虚气脱之征。

治法:益气固脱。

方药:清魂散(《丹溪心法》)。

组成:人参,荆芥,泽兰叶,川芎,甘草。

方解:方中人参、甘草为补气固脱;荆芥则理血升散以达清空;川芎为活血上行头目,合泽兰辛散芳香以醒神。全方共凑益气固脱醒神之效。

心清神醒之后,继之应大补气血,故方用加味当归补血汤(《医理真传》)去甜酒、葱白,加人参、熟地。

组成:当归,黄芪,鹿茸,炮姜,麦芽,葱白,甜酒,炙草,人参,熟地。

方解:方中人参、炙草为补气固脱,熟地补血滋阴,黄芪补虚生血,当归养血荣经,鹿茸壮元阳,补气血,益精髓,强筋骨;炮姜温经止血;温中止痛,麦芽健脾和胃;葱白发表散寒,通阳宣窍,解毒;甜酒补气养血。

2. 血瘀气逆证

主要证候:产后恶露不下,或下也甚少,小腹疼痛拒按,甚则恶心呕吐,心下满闷,气粗喘促,神昏口噤,面色青紫,两手握拳,不省人事,唇舌紫黯,脉涩有力。

证候分析:新产感寒,内袭胞中,余血浊液遇寒则凝滞,停蓄于内不得下出,故恶露不下,或下也甚少;瘀血内阻,故小腹疼痛拒按;败血停留,气机不畅,逆上攻心、攻肺、攻胃,则肺失清肃之职,症见气粗喘促,心下满闷,攻胃则胃失和降,而见恶心呕吐;攻心则清窍闭塞,扰乱神明,以致不省人事,神昏口噤,瘀血内停,筋脉失养而拘急,故两手握拳,为闭证之象。面色青紫,唇舌紫黯,脉涩有力,为血瘀之征。

治法;活血逐瘀。

方药:夺命散(《妇人大全良方》)加当归、川芎。

组成:没药,血竭,当归,川芎。

方解:方中没药、血竭为活血理气之功,逐瘀止痛,加当归、川芎可增强活血行瘀之力,瘀去则气机条畅,逆气可平,晕厥除则神自清。

若血瘀里实,方用牡丹散(《三因极一病证方论》)。症见神昏谵语者,腹满胀痛,大便燥结,宜祛瘀通腑,

组成:牡丹皮,大黄,芒硝,冬瓜子,桃仁。

方解:方中大黄、桃仁、牡丹皮为活血行瘀之功;芒硝则为软坚散结,与大黄配伍可通腑泻热之力;加入冬瓜子能清利湿热排脓。

六、转归与预后

本病相当于西医学中因产后大出血而引起的虚脱、休克,妊娠合并心脏病引起产后心衰或羊水栓塞等病症,是产后危急重症之一,若救治不及时,可危及产妇生命,或因气血虚衰而变生其他疾病。

七、预防与调摄

本病主要是由于产后出血发展而来,所以防治产后出血是预防产后血晕的主要措施。

1. 注意做好孕期保健。羊水过多、双胎、多胎、妊娠高血压综合征等有可能发生产后血晕。有产后出血史、剖宫史的孕妇,应严格把好产前检查关,尽早择期住院待产;对胎盘早剥者,应

积极处理,避免发生凝血功能障碍。

2. 提高助产技术水平,正确处理分娩的三个产程。认真检查胎盘、胎膜是否完整,有无宫腔残留。如果发现软产道损伤等体征,应及时处理。

3. 注意子宫收缩及阴道出血的情况,同时密切观察脉搏、血压及全身情况。一旦发生产后出血,需迅速查明引起出血的原因,进行针对性治疗,及时纠正失血引起的低血容量。在产妇分娩过程中,避免产妇情绪激动,应注意保暖,避免风寒,注意外阴部清洁卫生,并应注意产后饮食调摄,清除其他导致产后血晕的因素,确保产妇的生命安全。

八、西医治疗原则

见"产后出血"。

第三节 产后痉病

一、概述

产褥期间,突然项背强直,四肢抽搐,甚则口噤不开、角弓反张者,称为"产后痉病",又称"产后发痉""产后痉风"。

本病血虚型相当于西医学的产后抽搐症,感染邪毒型相当于西医学产后破伤风。

二、病因病机

病因多有不洁接生史或产褥期护理不当,感染破伤风杆菌所致,此种情况病情发展快,变化迅速,可危及产妇生命。

中医学认为,接生不慎,邪毒乘虚而入,损及脉络,直窜筋脉,以致筋脉拘急而发痉。或者素体阴血亏虚,产后失血伤津,因产加重血虚津伤,筋脉失养,拘急抽搐,致而发痉。

三、诊断

1. *病史*　不洁接生史,产时产后出血过多。

2. *临床表现*　以产后四肢抽搐、项背强直、牙关紧闭、角弓反张为特征。

3. *检查*

(1)产科检查:有阴道流血量多或软产道损伤。

(2)实验室检查:血常规、电解质、细菌培养等协助诊断。

四、鉴别诊断

1. *产后子痫*　产后子痫多发生于产后 24 小时以内,既往有妊高征病史,患者出现抽搐,同时伴有神志不清;而本病多有产时产后出血过多或者不洁接生史,主要表现为四肢抽搐、角弓反张,同时神志清楚。

2. *癫痫产后发作*　产妇既往有癫痫病史。

五、辨证论治

1. *邪毒感染证*

主要证候:产后头项强痛,发热恶寒,牙关紧闭,口角抽动,面呈苦笑,继而项背强直,角弓反张,舌正常,苔薄白,脉浮而弦。

证候分析:产伤不洁,感染邪毒,初起邪入未深,正邪交争,故发热恶寒,头项强痛;继而邪窜经脉,致使牙关紧闭,口角抽动,面如若笑;进而邪毒入里,直犯筋脉,筋脉拘急,则项背强直,角弓反张。脉浮而弦,为邪毒感染之征。

治法:解毒镇痉,理血祛风。

方药:五虎追风散(《晋南史传恩家传方》)。

组成:蝉蜕,天南星,天麻,全蝎,僵蚕。

方解:方中全蝎、僵蚕解毒镇痉,熄风定抽,配天麻、南星、蝉蜕以增祛风解痉之功。

若邪毒内传攻心,病势笃重,如伴高热不退,抽搐频繁发作者,应急以中西医结合抢救。

2. 阴血亏虚证

主要证候:产后出血过多,突然头项强直,四肢抽搐,牙关紧闭,面色苍白,舌淡红,苔少或无苔,脉细无力。

证候分析:因产亡血伤津,筋脉失养,血虚肝风内动,则头项强直,四肢抽搐,牙关紧闭;血虚不能上荣于面,故面色苍白。舌淡红,苔少或无苔,脉细无力,为阴血亏虚之征。

治法:滋阴养血,柔肝熄风。

方药:三甲复脉汤(《温病条辨》)。

组成:炙甘草,干地黄,白芍,阿胶,麦冬,生牡蛎,生鳖甲,生龟板。

方解:方中阿胶、干地黄、白芍、麦冬滋阴养血柔肝;龟板、鳖甲、牡蛎育阴潜阳;甘草和中。全方共奏滋阴养血、平肝潜阳、熄风镇痉之效。若阴道出血不止者,酌加党参、黄芪益气摄血,山茱萸敛阴止血;汗出过多者,酌加浮小麦、山茱萸、麻黄根敛汗防脱。

六、转归与预后

本病发展迅速,严重可危及产妇生命,故重在预防,随着人们生活水平的提高,孕产期保健得到了重视,本病现发病并不多见。

七、预防与调摄

加强孕产期保健,提高产科质量,科学接生,减少分娩过程中的出血。严格执行无菌操作,防止产时感染,避免院外分娩。及时应用破伤风抗毒素治疗。

八、西医治疗原则

1. 救治环境要温暖、安静,专人看护。

2. 彻底清理伤口创面。

3. 肌内注射破伤风抗毒素(TAT)。或破伤风免疫球蛋白。

4. 全身治疗用青霉素。

5. 对症解痉治疗。

6. 对有不洁接生史或者院外分娩、新生儿脐带处理没有严格无菌操作的,新生儿同样注射破伤风抗毒素或免疫球蛋白。

第四节　产后发热

一、概述

产褥期内,出现发热(体温≥38℃)持续不退,或突然高热寒战,并伴有其他症状者,称"产后发热"。如产后 1～2 日内,仅见轻微发热,而无其他症状,此乃阴血骤虚,阳气外浮,营卫暂时失调所致,一般可自行消退,属生理现象。

本病感染邪毒型发热,西医称"产褥感染",指分娩及产褥期生殖道受病原体侵袭,引起局部或全身感染,是产褥期最常见的严重并发症,为危急重症,发病率约为6%,至今仍为产妇死亡的四大原因之一。外感发热包含了西医学的"产褥中暑",其重症可危及生命,应予高度重视。产褥病率是指分娩24小时以后的10日内,每日口表测量体温4次,有2次≥38℃。产褥病率多由产褥感染引起,但是也包括生殖道以外的其他感染,如上呼吸道感染、急性乳腺炎、泌尿系感染、血栓性静脉炎等。

二、病因病机

西医学中,产后发热是产褥病率的标志,产褥病率常由产褥感染引起。女性生殖道有一定的防御功能和自净作用,子宫颈和羊水中含有的抗菌物质对病原菌有杀灭作用。妊娠和正常分娩一般不会增加感染机会。当产妇在机体免疫力、细菌毒力、细菌数量三者平衡失调时,才会增加感染机会。分娩降低和破坏了生殖器官的防御功能和自洁作用,加上分娩时的产伤,更增加了病原体入侵生殖道的机会。如果产妇营养不良、体质虚弱、孕期贫血、孕期卫生不良、慢性疾病、胎膜早破、羊膜腔感染、产科手术、多次阴道检查、产程延长、产时产后出血过多、胎儿宫内监护等,均可成为产褥感染的诱因。

孕妇及产褥期妇女生殖道寄生了大量微生物,其中包括需氧菌、厌氧菌、真菌、衣原体及支原体,许多非致病菌在特定环境下可致病。病原体种类繁多,多属混合感染。常见的有需氧性链球菌、厌氧性革兰阳性球菌、大肠埃希与其相关的革兰阴性杆菌、变形杆菌、葡萄球菌、厌氧类杆菌、产气荚膜梭菌,此外还有支原体、衣原体和淋病奈瑟菌等。病原菌侵入,可导致急性外阴炎、阴道炎、宫颈炎、急性子宫内膜炎、子宫肌炎、急性附件炎、急性盆腔结缔组织炎、急性盆腔腹膜炎和慢性腹膜炎、血栓性静脉炎、脓毒血症及败血症等病理变化。

中医认为,引起产后发热的原因很多,但致病机制与产后"正气易虚,易感病邪,易生淤滞"的特殊生理状态密切相关。常见病因病机主要有:产后胞脉空虚,感染邪毒,入里化热;正气亏虚,外感风邪,营卫失调;瘀血停滞,营卫不通;阴血亏虚,阳气浮散。

三、诊断

主要是根据病史、临床表现、体征及辅助检查综合分析,作出诊断。

1. **病史** 素体虚弱、营养不良、孕期贫血、阴道炎、妊娠晚期不节房事,或产程过长、不洁分娩、胎膜早破、助产手术、产道损伤、胎盘胎膜残留、产后出血等,或有产后不禁房事、当风感寒、冒暑受热、情志不遂史。

2. **临床表现** 产褥期内,尤以新产后出现以发热为主症状。若产后 24 小时之后至 10 天内出现体温≥38℃,一般情况下表示有产褥感染。表现为持续发热,或低热缠绵,或突然寒战高热,或发热恶寒,或乍寒乍热等症状。常伴有小腹疼痛和恶露异常,还可以出现头痛、烦躁、食欲减退等全身症状。"产后三审"把先审腹痛与恶露置于首位,实为可贵。

3. **检查**

(1)妇科检查:外阴感染时,可见会阴切口或裂伤处红肿、触痛,或切口化脓、裂开。阴道与宫颈感染时,可见阴道潮红,脓血性恶露,秽臭。如为宫体或盆腔感染,妇检可触及子宫复旧不良,大而软,明显压痛,活动受限,宫旁组织增厚,明显触痛,有脓肿形成时,可触及盆腔包块。

（2）辅助检查：血常规检查见白细胞总数及中性粒细胞升高，有核左移现象。宫颈分泌物或血培养可发现致病菌。血清 C-反应蛋白的检测，>8 mg/L（速率散射浊度法），在早期诊断产褥感染中有一定意义。B超、彩色多普勒、磁共振、CT等检查，能对感染形成的包块、脓肿及静脉血栓定位和定性。

四、鉴别诊断

1. **蒸乳发热** 见于产后3～4天泌乳期低热，可自然消失，俗称"蒸乳"，不属于病理范畴。

2. **乳痈发热** 乳痈发热表现为乳房局部红、肿、热、痛，乳房胀硬，甚则溃烂化脓。发热并伴有乳房局部症状是其特点，而产后发热不伴有乳房局部症状。

3. **产后小便淋痛** 产后小便淋痛临床以尿频、尿急、淋沥涩痛，尿黄或赤为主症，可伴有发热恶寒。尿常规检查可见红细胞、白细胞，尿培养可见致病菌。

4. **伤食发热** 在古籍中伤食发热被列为产后发热中，今多不纳入其中。伤食发热者，必伴胸脘饱闷，或作痛、爱嗳腐恶食或吞酸、吐泻。

此外，还要与上呼吸道感染、产后痢疾、产后肠痈、产后疟疾等所致发热鉴别。

五、辨证论治

产后发热，病因不同，症状各异，虚实轻重有别，临证应根据发热的特点、恶露、小腹痛等情况以及伴随的全身症状综合分析明辨。

治疗以调气血、和营卫为主,应重视产后多虚多瘀的特点,既不可过于发表攻里,又不可片面强调补虚,而忽视外感邪毒和里实之证,致犯虚虚实实之戒。其中感染邪毒证为产后发热之重症、危症,必须中西医结合治疗。

1. 感染邪毒证

主要证候:产后高热寒战,壮热不退,小腹疼痛拒按,恶露量或多或少,色紫暗,质如败酱,其气臭秽,心烦不宁,口渴喜饮,小便短赤,大便燥结,舌红苔黄或黄腻,脉滑数有力。

证候分析:新产血室正开,百脉俱虚,邪毒乘虚直犯胞宫,正邪交争,故高热寒战;邪毒稽留体内日久,故壮热不退;邪毒入胞与瘀血互结,阻胞阻痹,故小腹疼痛拒按,恶露排出不畅;热迫血行则量多,热与血结则量少;热毒熏蒸,故色紫黯,质如败酱,其气臭秽;热扰心神故心烦不宁;热灼津液则口渴喜饮,小便短赤,大便燥结;舌红、苔黄或黄腻,脉滑数有力,均为邪毒内盛之征。

治法:清热解毒,凉血化瘀。

方药:解毒活血汤(《医林改错》)去红花,加蒲公英、败酱草。

组成:连翘,柴胡,葛根,枳壳,生地黄,当归,赤芍,桃仁,甘草,蒲公英,败酱草。

方解:连翘、葛根、柴胡、甘草清热解毒,辛散退热;赤芍、桃仁凉血化瘀;生地黄、当归凉血补血;枳壳行气止痛,去红花之温燥,加蒲公英、败酱草增加清热解毒之功效。

2. 外感证

主要证候:产后恶寒发热,鼻塞流涕,头痛身疼,无汗,舌苔薄白,脉浮紧。

证候分析:产后元气虚弱,卫阳失固,腠理不实,风寒袭表,正邪交争,则恶寒发热,头痛,身疼;风寒束表则无汗;肺与皮毛相表里,肺气失宣,则鼻塞流涕;苔薄白,脉浮紧,为风寒袭表之征。

治法:养血祛风,辛散解表。

方药:荆防四物汤(《医宗金鉴》)加苏叶。

组成:荆芥,白芍,熟地,当归,川芎,防风,苏叶。

方解:方中四物汤养血扶正,荆芥、防风、苏叶疏风解表散寒。

3. 血瘀证

主要证候:产后乍寒乍热,小腹疼痛拒按,恶露不下或下亦甚少,色紫黯有块,舌质紫黯或有瘀点,脉弦涩。

证候分析:新产后瘀血停滞胞宫,营卫失调,阴阳失和,则乍寒乍热;胞宫、胞脉瘀阻不通,故小腹疼痛拒按;瘀血内停,阻滞胞脉,则恶露不下或下亦甚少,恶露紫黯有块;舌质紫黯或有瘀点,脉弦涩均为血瘀之征。

治法:活血化瘀,和营退热。

方药:生化汤(《傅青主女科》)加丹参、牡丹皮、益母草。

组成:当归,川芎,桃仁,炮姜,炙甘草,丹参,牡丹皮,益母草。

方解:《胎产心法·生化汤》:"生化汤为产后第一妙方"。方中重用当归活血补血、化瘀生新为君;川芎活血行气祛风,桃仁化瘀止痛,为臣;炮姜温经止痛,收缩子宫,散寒止血,为佐;炙甘草调和诸药,为使。产后多虚多瘀,全方寓攻于补之中,化瘀血,生新血,加丹参、牡丹皮、益母草加强化瘀清热之功。

4. 血虚证

主要证候:产后失血过多,低热不退,腹痛绵绵,喜按,恶露色淡质稀,量或多或少,气短自汗,头晕眼花,心悸,失眠,舌质淡,苔薄白,脉细数。

证候分析:产时产后亡血损伤津液,阴血骤虚,阴不敛阳,虚阳越浮于外,故低热不退,气短自汗;血虚胞脉失养,故腹痛绵绵、喜按;气随血耗,冲任不固,故恶露量多;血虚冲任不足,则恶露量少;气血虚弱,则恶露色淡质稀;血虚心脑失养,则头晕眼花;舌质淡、脉细数均为血虚之征。

治法:补血益气,和营退热。

方药:六神汤(《医宗金鉴·妇科心法要诀》)。

组成:熟地黄,当归,白芍,川芎,地骨皮,黄芪。

方解:四物汤养血和营,黄芪益气固表,地骨皮清虚热。

若偏气虚,治法为补中益气,和营退热;方药为补中益气汤(《脾胃论》)加地骨皮。

若阴虚火旺,方选一阴煎(《景岳全书》)加鳖甲、青蒿、白薇。

六、转归与预后

一般轻中度感染,经过积极治疗可痊愈。若病情严重,未予积极治疗,可发展为败血症、脓毒血症、感染中毒性休克,甚至危及生命。其预后不良,即使抢救成功,亦可造成多器官功能损伤而成产后虚损。

七、预防与调护

加强孕期保健,注意均衡营养,增强体质。注意孕期卫生,保持外阴清洁,孕晚期禁房事和盆浴。及时治疗外阴、阴道炎等慢性疾病和并发症。正确处理产程,产时严格无菌操作,减少不必要的阴道检查和手术操作,尽量避免产道损伤和产后出血,有损伤者及时仔细缝合。凡有产道感染、产道手术、胎膜早破、产后出血等可能感染者,可给予抗生素或清热解毒之品预防感染。产褥期慎起居、避风寒、保持清洁,禁房事。

八、西医治疗

产褥感染是产科危重症,延误治疗或治疗不当可导致败血症、脓毒血症、感染中毒性休克,甚者危及生命,应以中西医结合方法进行积极治疗。在合理应用抗生素控制感染的同时,配合中药治疗。

1. 支持疗法　增强全身抵抗力,纠正水、电解质失衡,加强营养,补充足够的维生素,病情严重或贫血者,可少次多量输新鲜血液或血浆。取半卧位,可使炎症局限于盆腔或利于恶露的引流。

2. 引流通畅　对外阴、阴道的脓肿可切开排脓引流,会阴或腹部切口感染,应及时切开引流,如疑有盆腔脓肿,可经腹或后穹窿切开引流。

3. 清理宫腔残留物　如有胎盘胎膜残留者,经有效抗感染同时,清除宫腔内残留物。患者在急性感染期伴发热,应有效控制感染后,待体温下降后再彻底刮宫,避免因刮宫引起感染扩散和子宫穿孔。

4. 抗生素的应用　在未能确定病原体时,可根据临床表现和经验选择广谱高效抗生素。待细菌培养和药敏试验结果再做调整,要保持有效血药浓度。中毒症状严重者,短期内可加用肾上腺皮质激素,提高机体应激能力。

5. 血栓性静脉炎的治疗　大量应用抗生素的同时,可加用肝素治疗,肝素150 U/(kg·d)加入5%葡萄糖500 ml静脉滴注,每6小时1次,体温下降后改为每日2次,连用4~7天;尿激酶40万U,加入0.9%氯化钠注射液或5%葡萄糖注射液500 ml静脉滴注,连用10天,用药期间要检测凝血功能。口服阿司匹林、双香豆素或双嘧达莫等,以及应用活血化瘀中成药。

6. **手术治疗** 子宫感染严重,经过积极治疗无效,炎症扩散,出现不能控制的出血、败血症或脓毒血症,为抢救患者生命,应及时切除子宫,清除感染源。

第五节 产后腹痛

一、概述

产妇在产褥期内,发生与分娩或产褥有关的小腹疼痛,称为"产后腹痛",又称"儿枕痛"。孕妇分娩后,因子宫的缩复作用,小腹阵阵疼痛,西医学称为"宫缩痛""产后痛",属生理现象,一般不需治疗。若腹痛阵阵加剧,疼痛不已,影响产妇的康复,则为病态,应予治疗。产后腹痛始载于《金匮要略·产后病脉证治》,隋代《诸病源候论·妇人产后腹中痛候》认为产后腹痛多责于"脏虚",并有变成"血瘕"之虞。清代《傅青主女科》论产后腹痛责之由血虚、血瘀所致。至今仍指导临床实践。

本病相当于西医学的产后宫缩痛及产褥感染引起的腹痛。

二、病因病机

1. **诱因** 正常女性阴道对外界致病因子侵入有一定防御能力。其对病原体入侵的反应与病原体的种类、毒力、数量和机体的免疫力有关。如产妇体质虚弱、孕期贫血、营养不良、孕期卫生不良、胎膜早破、羊膜腔感染、产科手术、慢性疾病等,均可成为产褥感染的诱因。

2. 病原体种类   正常女性阴道寄生大量微生物,可分为致病微生物和非致病微生物,包括需氧菌、厌氧菌、真菌、衣原体和支原体等。

3. 感染途径

(1)外源性感染:指外界病原体进入产道所致的感染。可通过医务人员消毒不严或被污染衣物、各种手术器械、用具及产妇临产前性生活等途径侵入机体。

(2)内源性感染:寄生于正常孕妇生殖道的微生物,多数并不致病,当孕妇抵抗力降低和/或病原体数量、毒力增加等感染诱因出现时,非致病微生物即转化为致病微生物而引起感染。

产后腹痛的主要机制是气血运行不畅,有不荣而痛与不通而痛虚实两端。

三、诊断

1. 病史   素体虚弱,产妇产时、产后失血过多,或有情志不遂、当风感寒史。

2. 临床表现   新产后至产褥期内出现下腹部阵发性剧烈疼痛,或小腹隐隐作痛,多日不懈,不伴寒热,常伴有恶露量少、排出不畅、色紫暗有块;或恶露量少,色淡红。

3. 检查

(1)腹部触诊:腹痛时,下腹部可触及子宫呈球状硬块,或腹部柔软,无块。

(2)辅助检查:实验室检查多无异常。B超提示宫腔可正常或少量胎盘、胎膜残留。若合并感染,可见粘连带。

四、鉴别诊断

主要应和产后伤食腹痛、产褥感染腹痛、产后痢疾相鉴别。

五、辨证论治

1. 血虚证

主要证候:产后小腹隐隐作痛,喜揉喜按,恶露量少,色淡,头晕眼花,心悸怔忡,大便秘结,舌淡红,苔薄白,脉细弱。

证候分析:产后营血亏虚,胞脉失养,或气随血耗,气虚运血无力,血行迟滞,致令小腹隐隐作痛,喜揉喜按;阴血亏虚,冲任血少,则恶露量少,色淡;血虚上不荣清窍,则头晕眼花;血少内不荣心,则心悸怔忡;血虚津亏,肠道失于濡润,则大便秘结。舌淡红,苔薄白,脉细弱。为血虚之征。

治法:养血益气。

方药:肠宁汤(《傅青主女科》)。

组成:当归,熟地,阿胶,人参,山药,续断,麦冬,肉桂,甘草。

方解:方中当归、熟地、阿胶养血滋阴;人参、山药、甘草益气健脾以资化源;续断补肝肾,益精血;麦冬养阴生津;佐以少量肉桂以温通血脉。全方合用,养血益阴,补气生津,血旺则胞脉得以濡养,气旺则率血以行,其痛可除。

2. 血瘀证

主要证候:产后小腹疼痛拒按,得热痛减,恶露量少,色紫黯,夹有血块,块下痛减,形寒肢冷,面色青白,舌淡黯,脉沉紧或沉弦。

证候分析:产后血室正开,百脉空虚,风寒乘虚而入,血为寒凝,滞而成瘀,瘀阻冲任,血行不畅,则小腹疼痛拒按,恶露量少,色紫黯,有块;血遇热则行畅,故得热痛减;血块下后,瘀滞暂时减轻,故块下痛缓;寒为阴邪,易伤阳气,故面色青白,形寒肢冷。舌淡黯,脉沉紧或沉弦,为产后瘀血内阻之征。

治法:温经活血,祛瘀止痛。

方药:生化汤(《傅青主女科》)。

组成:当归,川芎,桃仁,炮姜,炙甘草。

方解:方中当归、川芎补血活血;桃仁化瘀止痛;炙甘草补气缓急止痛;炮姜温经止痛。全方寓攻于补之中,化瘀血,生新血,血行流畅,通则痛止。

六、转归与预后

产后腹痛为产后常见病,经积极治疗后大多能痊愈。若失治误治,瘀血日久而成预热;或瘀血不去,新血不生,血不归经致产后恶露淋沥不尽,应引起重视。

七、预防与调摄

产后腹痛多见于经产妇,故应做好计划生育工作。产妇在产后应消除恐惧与精神紧张,注意保暖,切记饮冷受寒,同时密切观察子宫缩复情况,注意子宫底高度及恶露变化。如疑有胎盘、胎衣残留,应及时检查处理。

八、西医治疗原则

1. **支持疗法** 加强营养,给予足够的维生素,严重贫血或体虚者可输血或人血白蛋白,增强抵抗力。产妇宜取半卧位,有利于引流或炎症局限于盆腔内。

2. 抗生素治疗 开始可经验性选用广谱抗生素,待细菌培养和药敏实验结果再作调整。抗生素使用原则:应选用广谱抗生素,同时能作用革兰阳性菌和阴性菌、需氧菌和厌氧菌的抗生素。青霉素和甲硝唑联合应用为首选,头孢菌素也属首选之列。应用抗生素 48 ~ 72 小时,体温无持续下降,应寻找病因,及时做相应的检查,并酌情更换抗生素;药物剂量充足,保持有效血药浓度。

3. 胎盘胎膜残留处理 经有效抗感染同时,清除宫腔内残留物。

4. 肝素治疗 血栓性静脉炎时,应用大量抗生素同时,可加用肝素,肝素 1 mg/(kg·d)加入 5% 葡萄糖液 500 ml,静脉滴注,每 6 小时 1 次,体温下降后改为每日 2 次,连用 4 ~ 7 日;尿激酶 40 万 U 加入 0.9% 氯化钠或 5% 葡萄糖注射液,静脉滴注 10 日。用药期间监测凝血功能。

5. 手术治疗 子宫严重感染,经积极治疗无效,出现不能控制的出血、败血症或脓毒血症时,应及时行子宫切除术,抢救患者生命。

第六节 产后小便不通

一、概述

新产妇发生排尿困难,小便点滴而下,甚或闭塞不通,小腹胀及疼痛者,称为"产后小便不通"。又称产后癃闭。是产褥早期常见病。

本病始见于隋代《诸病源候论·产后小便不通候》:因产动气,气冲于胞,胞转屈辟,不得小便故也。后宋代《妇人大全良方》中用木通散治疗产后小便不通。《万氏女科》:产后气虚,不等运化流通津液,故小便不通。虽通而赤短少也。唐代昝殷《产宝·小便不通》:产后脾胃气虚,不能通调水道,下输膀胱,往往小便短涩。切忌分利,当补以提之。

本病相当于西医学的产后尿潴留,以初产妇、难产、产程长及手术助产者多见,是产后常见疾病之一。

二、病因病机

小便的正常排出,有赖于膀胱气化的调节,膀胱气化失司,可致小便不通。常见分型有气虚、肾虚、气滞、血瘀。

1. 气虚　素体虚弱,脾肺气不足,加之产时劳力伤气,或失血过多,气随血耗,以致脾肺气益虚,上虚不能治下,不能通调水道,膀胱气化不利,而致小便不通。

2. 肾虚　先天禀赋不足,复因分娩损伤肾气,以致肾阳不振,不能温煦膀胱,膀胱气化不利,致令小便不通。

3. 气滞　产后情志不遂,肝气郁结,气机阻滞,产时过长,膀胱受压过久,气血运行不畅,膀胱气化不利,而致小便不通。

4. 血瘀　多因滞产,膀胱受压过久,气血运行不畅,膀胱气化不利,而致小便不通。

三、诊断

1. 病史　多有产程过长、手术助产、会阴侧切、产时产后失血过多,或胎膜早破卧床时间较长等病史。

2. 临床表现　新产后,尤以产后 6～8 小时或产褥期中,产妇发生排尿困难,小便点滴而下,甚则癃闭不通,小腹胀急疼痛,脉缓弱或沉细无力或涩。

3. 检查

(1)腹部检查:下腹部膨隆,膀胱充盈,可有触痛。

(2)辅助检查:尿常规检查多无异常。

四、鉴别诊断

产后小便淋痛:两者均为产后排尿困难。产后小便淋痛以小便频急涩痛,欲出未尽为特征,或伴有恶寒发热,尿常规检查可见红细胞、白细胞;产后小便不通无尿痛,尿常规检查无异常。

五、辨证论治

产后小便不通有虚、实之别。治疗时,虚者宜补气温阳以化之,实者宜疏利决渎以通之。

1. 气虚证

主要证候:产后小便频数或失禁,或不通,小腹胀急,面色少华,气短懒言,四肢乏力。舌淡苔薄,脉缓弱。

证候分析:产后肺脾气虚,膀胱气化失司,故小便频数或失禁,气虚不能通调水道,故小便不通,胞中尿液蓄积故小腹胀急。气虚阳气不振,故面色少华,气短懒言,四肢乏力。舌淡苔薄,脉缓弱,均为气虚血少之征。

治法:补气升阳,化气行水。

方药:补中益气汤(《脾胃论》)加味。

组成:人参,黄芪,甘草,当归,橘皮,升麻,柴胡,白术。

方解:本方黄芪为君,补中益气,升阳,人参、甘草、白术补气健脾为臣,当归养血和营,升麻、柴胡升阳举陷,橘皮理气和胃。若小便不通者,加桔梗、通草、茯苓升清降浊,以增益气通溺之效。若小便频数或失禁者,加益智仁、金樱子以益气固摄,收涩小便之功。

2. 肾虚证

主要证候:产后尿少或不通,小腹胀满而痛,或小便频数,夜尿多,甚则尿失禁,或梦中遗尿,面色晦黯,腰酸肢冷。舌胖淡,苔薄白润,脉沉迟。

证候分析:先天禀赋不足,肾阳虚,命门火衰,膀胱失于温化,气化不行,故小便不通,小腹胀满而痛。肾虚膀胱气化不及或失约,则小便频数,夜尿多,甚则遗尿。阳虚则面色晦黯,腰酸肢冷。舌胖淡,苔薄白润,脉沉迟均为肾虚之征。

治法:温补肾阳,化气行水。

方药:肾气丸(《金匮要略》)加味。

组成:干地黄,山药,山茱萸,泽泻,茯苓,丹皮,桂枝,附子,熟地。

方解:熟地滋阴补肾,山茱萸、山药补肝肾而益精,附子、桂枝辛热,助命门温阳化气。若小便不通者加牛膝、车前以增温补通利之效。若小便频数或失禁加桑螵蛸、覆盆子、补骨脂以增温肾固涩小便之功。

3. 气滞证

主要证候:产后情志抑郁,小便不通,小腹胀痛,或胸胁胀痛,烦闷不安,舌淡苔薄,脉弦。

证候分析:因产后情志不遂,肝郁气滞,膀胱气化不利,故小便不通,久之则小腹胀痛;肝气郁滞,失其条达,故情志抑郁,胸胁胀痛,烦闷不安。脉弦,为气滞之征。

治法：理气行滞，行水利尿。

方药：木通散（《妇科玉尺》）。

组成：枳壳，槟榔，木通，滑石，冬葵子，甘草。

方解：方中枳壳、槟榔理气行滞，气行则水行；木通、滑石、冬葵子利水通小便；甘草调和诸药。全方共奏理气行滞、调畅气机、通利小便之效。

4. 血瘀证

主要证候：产后尿少或不通，小腹胀满刺痛，尿色浑浊或夹血丝，乍寒乍热，舌黯，苔薄白，脉沉涩。

证候分析：因产程不顺、产程过长，膀胱受压，气血运行受阻，瘀血阻滞，气机不畅，则膀胱气化不利，小便不通；尿潴膀胱不得出，则令小腹胀满刺痛；瘀血内阻，尿色浑浊或夹血丝，阴阳乖格，故乍寒乍热。舌黯，苔薄白，脉弦涩，为血瘀之征。

治法：养血活血，行气利水。

方药：加味四物汤（《医宗金鉴》）。

组成：熟地，白芍，当归，川芎，蒲黄，瞿麦，桃仁，牛膝，滑石，甘草梢，通草，木香。

方解：方中熟地、白芍养血缓急止痛；当归、川芎养血活血；蒲黄、桃仁、牛膝活血祛瘀止痛；木香宣通气机；瞿麦、滑石、通草、草梢通利小便。

六、转归与预后

本病经及时治疗后，大多可以治愈。若延治，膀胱过度膨胀可致破裂，或肌肉失去张力而难以恢复。膀胱积尿过久，易感染邪毒致产后尿淋，严重影响产妇生活及产褥期恢复。

七、预防与调摄

孕期积极治疗或预防泌尿系感染，产前避免膀胱过度充盈，减少胎头对膀胱压迫,避免产程延长,避免产妇过度疲劳,尽量保护会阴,减少会阴侧切和裂伤。

八、西医处理原则

(1)一般治疗:产后应尽早鼓励产妇排小便,产后 4 小时即让产妇排尿,排尿困难者,应消除产妇紧张心理,多饮水,采取产妇自己习惯的排尿体位。

(2)可用温开水冲洗外阴及尿道口周围或打开水龙头听流水声诱导排尿。

(3)下腹部按摩或热水袋外敷,刺激膀胱肌肉收缩。

(4)可推拿位于脐与耻骨联合中点处的利尿穴,以逆时针方向按摩,并间歇向耻骨联合方向推压,先轻后重,每次 5 ~ 15 分钟。

(5)肌内注射新斯的明 0.5~1 mg,刺激膀胱肌内收缩。

(6)上述方法无效时,应在严格无菌操作下放置导尿管,导尿同时应注意预防感染。留置尿管 24~48 小时,每 3~4 小时放尿 1 次,如果尿量过多,不应一次排空或速度过快,一次放尿不超过 1000 ml,以防膀胱压力骤减引起黏膜破裂出血。24~48 小时后拔出导尿管多能自行恢复排尿功能。

第七节　产后身痛

一、概述

产妇在产褥期内,出现肢体或关节酸痛、麻木、重着者,称为"产后身痛",亦称"遍身痛""产后关节痛",俗称"产后风"。对本病的论述最早见于唐代《经校产宝·产后中风方论》,指出其因"产伤动气血,风邪乘之"所致,并列方治。产后身痛首见于宋代《当归堂医丛·产育宝庆集》,指出本病的病因为气弱血滞,并立"趁痛散"以疗之。明代《校注妇人良方·产后遍身疼痛方论》指出:血瘀者宜补而散之,血虚者宜补而养之。总之,产后身痛的病因虽不同,因产失血多虚是历代医家强调的发病之根本,论治亦提出以养血为主。临床医生至今仍遵循这一理论。

本病类似于西医学风湿、类风湿引起的关节痛。

二、病因病机

风湿性疾病是泛指影响骨、关节及其周围软组织,如肌肉、滑囊、肌腱、筋膜、神经等的一组疾病。其病因可以是感染性、免疫性、代谢性、内分泌性,退行性、地理环境性,遗传性等。发病机制迄今尚未阐明,可能是由现在尚未知的环境中某抗原,对具有敏感性的某些遗传背景的刺激产生免疫反应而后发生,包括体液免疫和细胞免疫。体液免疫起主要作用。

中医学认为本病的发生与产后营血亏虚、经脉失养或风寒湿邪稽留有关。

三、诊断

1. **病史** 产妇产时、产后失血过多,产褥期起居不慎,当风感寒,居住环境潮湿阴冷。

2. **临床表现** 产褥期出现肢体关节酸楚、麻木、疼痛、重着,关节活动不利,畏寒恶风,甚则关节肿胀。本病多突发,常见于冬春严寒季节分娩者。

3. 检查

（1）体征：关节活动不利或关节肿胀。病程长久不愈者可见肌肉萎缩、关节变形。

（2）辅助检查：抗"O"、红细胞沉降率均正常。如有必要，可进一步做血气分析、血钙、类风湿因子、X 线摄片等检查。

四、鉴别诊断

1. 痹证　本病外感型与痹证的发病机制相近，临床表现也类似，病位都在肢体关节。但本病与产褥期生理有关，只发生在产褥期，痹证则在任何时候均可发病。

2. 痿证　两者症状均在肢体关节。产后身痛以关节、肢体疼痛、重着、屈伸不利为特点，有时亦兼肿胀或麻木不仁，但无瘫痪的表现。痿证肢体关节一般不痛，以肢体痿弱不用、肌肉瘦削为特点。

五、辨证论治

本病辨证重在辨其疼痛的性质，首以疼痛的部位、性质为依据。肢体酸痛、麻木者，多属虚证；疼痛按之加重者，多为实证。疼痛游走不定者，为风；冷痛而热敷痛减者，多寒；重着而痛者，多湿；肿痛灼热者，为热。

1. 血虚证

主要证候：产后遍身酸痛，肢体麻木，关节酸楚，头晕心悸，舌淡，苔少，脉细无力。

证候分析：因产时出血过多，血虚经脉失养，百骸空虚，则遍身疼痛，关节酸楚，肢体麻木；血虚上不荣髓海则头晕，内不养心则心悸。舌淡，少苔，脉细无力，为血虚之征。

治法:补血益气,温经通络止痛。

方药:黄芪桂枝五物汤(《金匮要略》)加当归、秦艽、丹参、鸡血藤。

组成:黄芪,芍药,桂枝,生姜,大枣,当归,秦艽,丹参,鸡血藤。

方解:方中黄芪益气固表为君;桂枝、芍药温经通络、调和营卫为臣;当归、鸡血藤、秦艽、丹参以增养通络之功为佐;生姜、大枣和营卫、调诸药为使。全方共奏益气养血、温经通络之效。

2. 血瘀证

主要证候:产后遍身疼痛,或关节刺痛,按之痛甚,恶露量少色黯,小腹疼痛拒按,舌紫黯,苔薄白,脉弦涩。

证候分析:因恶露不下,瘀血稽留肌肉、经络、骨节之间,脉络郁阻,气血运行不畅,则产后遍身疼痛,或关节刺痛,按之痛甚;瘀血留滞,胞脉不利,则恶露量少色黯,小腹疼痛拒按。舌紫黯,苔薄白,脉弦涩,为瘀血内阻之征。

治法:养血活络,行瘀止痛。

方药:身痛逐瘀汤(《医林改错》)加毛冬青、忍冬藤、益母草、木瓜。

组成:秦艽,川芎,桃仁,红花,甘草,羌活,没药,当归,五灵脂,香附,牛膝,地龙,毛冬青,忍冬藤,益母草,木瓜。

方解:方中当归、川芎养血和血为君;桃仁、红花、五灵脂、毛冬青、没药、益母草活血逐瘀为臣;牛膝破血行瘀强筋壮骨,为佐;甘草调和诸药为使,香附行气则血行;秦艽、羌活、忍冬藤、木瓜、地龙祛风胜湿,通络止痛。全方共奏养血活血、化瘀祛湿之功。

3. 外感证

主要证候:产后遍身疼痛,关节不利,项背不舒,或痛处游走不定,或恶风畏寒,冷痛剧烈,或重着、关节肿胀、肢体麻木,舌淡,苔薄白,脉浮紧。

证候分析:产后失血耗气,百骸空虚,腠理不密,摄生不慎,风寒湿邪乘虚内侵,稽留于肌肤、经络、关节之间,阻痹气血之运行,项背不舒,则遍身疼痛,关节不利;寒邪偏盛者,则冷痛剧烈,恶风畏寒;风邪偏盛者,其痛处游走不定;湿邪偏盛者,则关节肿胀、重着;邪阻经脉,血行不畅,肢体失养,则麻木。舌淡,苔薄白,脉浮紧,为外感邪气之征。

治法:养血祛风,散寒除湿。

方药:独活寄生汤(《千金要方》)。

组成:独活,桑寄生,秦艽,防风,细辛,当归,川芎,白芍,干地黄,桂心,茯苓,杜仲,人参,牛膝,甘草。

方解:方中四物汤养血和血;桂心、细辛温经散寒止痛,人参、茯苓、甘草益气固表;独活、秦艽、防风祛风除湿止痛;杜仲、牛膝、桑寄生补益肝肾,强筋壮骨。全方扶正祛邪,有祛风散寒、养血益气、除湿止痛之效。

六、转归与预后

转归及预后与体质差异、病情的轻重、治疗调摄是否得当有关,若能及时治疗,大多可以治愈,预后亦佳。

七、预防与调摄

本病以预防为主,注意产褥期护理,要慎起居,避风寒,注意保暖,避免居住在寒冷潮湿的环境;加强营养,增强体质,适当活动,保持心情舒畅。

八、西医治疗原则

风湿病多为慢性,涉及多系统,治疗是多方面的,多数影响骨关节,如何防止骨关节破坏、关节功能减退直至畸形残疾是所有治疗的共同目的。治疗方法较多,包括药物、物理、外科、康复及心理治疗等,多数风湿病需综合治疗。

第八节　产后恶露不绝

一、概述

产后恶露不绝为分娩、堕胎、小产、人流、药流后出血超过10天以上,并有恶露色、质、味的异常。历代医家多有记载,清代《傅青主女科》创"生化汤",至今仍然应用于临床。

西医学产后子宫复旧不全,晚期产后出血可参照本病辨治。

二、病因病机

病因主要是胎盘胎膜残留,残留组织机化坏死,坏死组织脱落时,暴露基底部血管,引起出血。另外,胎盘娩出后,其附着部位血管形成血栓,继而机化,再加之子宫内膜的修复需要6~8周的时间。若胎盘附着面复旧不全,引起血栓脱落,血窦重新开放,可导致出血。病因还有子宫内膜感染及剖宫产术子宫切口裂开。

中医学认为冲任不固、血海不宁。临床上常见的病机有气虚、血瘀和血热。

三、诊断

1. **病史** 主要应除外胎盘胎膜残留的病史。

2. **临床表现** 分娩、堕胎、小产、人流、药流后出血超过10天以上,量或多或少,色淡红,暗红或紫红,或有恶臭气,可伴神疲懒言,气短乏力,小腹空坠;或伴小腹疼痛拒按。出血多时可合并贫血,严重者可致昏厥。

3. **检查**

(1)妇科检查:子宫大而软,或有压痛,宫口松弛,有时可见残留胎盘组织堵塞于宫口。当恶露量多,色鲜红时,应仔细检查软产道,及时发现软产道损伤。

(2)辅助检查:血、尿常规,了解感染与贫血情况;B型超声检查,宫腔内有无残留物,子宫复旧情况,剖宫产切口愈合情况;宫颈分泌物的培养;血HCG检测。

四、鉴别诊断

1. **子宫黏膜下肌瘤** 产后阴道出血淋漓不尽,B超提示有黏膜下肌瘤,宫内无胎盘胎膜残留,尿HCG阴性。

2. **绒毛膜癌** 本病25%发生于正常妊娠足月产2~3个月后,除产后阴道出血淋漓不尽外,有时可见转移症状,如咯血,阴道紫蓝色结节,可拍胸片,查尿HCG、B超、诊刮等助诊,如血β-HCG异常升高;B超提示宫内无胎盘胎膜残留,子宫增大而软或有子宫壁肿瘤或卵巢黄素化囊肿;诊断性刮宫,组织物病理检查坏死组织间夹有增生活跃且异型性滋养细胞,则可确诊。

五、辨证论治

1. 气虚证

主要证候:产后恶露不止,量多,色淡红,质稀,无臭味,面色㿠白,精神倦怠,四肢无力,气短懒言,小腹空坠,舌淡苔薄白,脉细弱。

证候分析:气虚冲任子宫失摄,故恶露过期不止而量多;气虚则阳气不振,血失温煦,故恶露色淡,质稀无臭气;气虚清阳不升则面色㿠白;中阳不振,则神疲懒言,四肢无力;气虚下陷,故小腹空坠。舌淡苔薄白,脉细弱,均为气虚之征。

治法:益气养血,固摄冲任。

方药:补中益气汤(《脾胃论》)加艾叶、阿胶、益母草。

组成:人参,黄芪,甘草,当归,陈皮,升麻,柴胡,白术,艾叶,阿胶,益母草。

方解:方中重用生黄芪,性味甘温,归脾肺经,既补中益气健脾胃,又补肺固表,配以人参、白术、炙甘草,则健脾益气之功更加显著。当归养血和营,陈皮理气醒脾,配合升麻、柴胡升阳举陷。加艾叶、阿胶温经养血止血,益母草祛瘀止血。全方共奏补气摄血之效。

2. 血瘀证

主要证候:恶露过期不尽,量时多时少,色暗有块,小腹疼痛拒按,舌紫黯或边有瘀点,脉沉涩。

证候分析:瘀血阻滞冲任,子宫中新血不得归经,故恶露过期不尽,量少或多,色黯有块;瘀血阻滞,经脉不畅,故小腹疼痛拒按;舌紫黯或边有瘀点,脉沉涩,均为瘀血阻滞之征。

治法:活血化瘀止血。

方药:生化汤(《傅青主女科》)加益母草,炒蒲黄。

组成:当归,川芎,桃仁,炮姜,炙甘草,益母草,炒蒲黄。

方解:方中重用当归补血活血,化瘀生新,行滞止痛;川芎活血行气;桃仁活血祛瘀;炮姜入血散寒,温经止痛;炙甘草和中缓急,调和诸药。加炒蒲黄、益母草以增祛瘀止血之效。若气虚明显,伴小腹空坠者,加党参、黄芪补气摄血;若瘀久化热,恶露臭秽,兼口干咽燥,加紫草、马齿苋、蒲公英加强清热化瘀之功。如B超提示宫内有胎盘、胎膜残留,一般应做清宫术,或先服上方加三棱、莪术,加强化瘀作用,以观疗效。

3. 血热证

主要证候:产后恶露过期不止,量较多,色紫红,质黏稠,有臭秽气;面色潮红,口燥咽干;舌质红,脉细数。

证候分析:素体阴虚,产后失血伤津,阴液益亏,虚热内生,热扰冲任,迫血下行,故恶露过期不尽,量亦多,色紫红,质黏稠而臭秽;虚火上炎则面色潮红;阴液不足,津不上乘,故口燥咽干。舌红,脉细数,皆为血热内扰之故。

治法:养阴清热止血。

方药:保阴煎(《景岳全书》)加益母草、七叶一枝花、贯众。

组成:生地黄,熟地黄,黄芩,黄柏,白芍,山药,续断,甘草,益母草,七叶一枝花,贯众。

方解:方中生地、黄芩、黄柏清热凉血,熟地养血滋阴,白芍养血敛阴,山药补脾肾,续断、甘草益肾止血。全方清热养血止血。加之益母草促进子宫收缩。

六、转归与预后

若及时治疗,大多数可以治愈。出血时间长可以造成贫血,如有胎盘胎膜残留,容易继发感染,严重时可发生感染性休克。

淋漓出血达2~3个月的,应高度警惕绒癌。

七、预防与调摄

1. 在孕产期进行宣教。

2. 产后仔细检查胎盘、胎膜有无残留,一旦发现有残留,应立即清宫。

3. 严格掌握剖宫产术指征。

4. 加强宣教母乳喂养的力度,母乳喂养利于子宫收缩,减少产后出血。

5. 加强产后休息,合理膳食,预防感染。

八、西医对晚期产后出血的治疗原则

晚期产后出血属于产科危急重症,所以急救为主,查明病因,及时处理,促进子宫收缩,减少出血。待病情平稳后,中西医结合促宫缩、抗感染。处理原则如下:

1. 少量或中等量阴道流血,应给予广谱抗生素、缩宫素促进子宫收缩,适当静脉补液。

2. 可疑胎盘、胎膜、蜕膜残留者,开放静脉,备血后行刮宫术,严格手术操作,以防子宫损伤。刮出物应送病理检查,以明确诊断。术后继续给予抗生素及缩宫素。

3. 可疑剖宫产子宫切口裂开或切口愈合不良的,给予广谱抗生素及支持疗法,密切观察病情变化,必要时行剖腹探查。

4. 若考虑为肿瘤引起的阴道出血,应按肿瘤的治疗原则来处理。

第九节　缺乳

一、概述

哺乳期内,产妇乳汁少或全无者,称"缺乳",又称"产后乳汁不行"。历代医家多有叙述,到了清代《傅青主女科》从气血着眼论治缺乳。

西医学对产后缺乳未做疾病诊断。

二、病因病机

妊娠期孕妇体内受雌孕激素及胎盘生乳素的影响,使乳腺发育及初乳形成。产后,前述的激素水平急剧下降,抑制下丘脑分泌的催乳素抑制因子释放,在催乳素的作用下,乳汁开始分泌,婴儿的吸吮可以促进乳汁分泌,吸吮和不断排空乳房是维持乳汁分泌的重要条件。而乳汁分泌量与营养、睡眠、情绪、健康状况密切联系在一起。

中医学认为,缺乳的主要病机为乳汁生化不足或乳络不畅。临床上有气血虚弱、肝郁气滞等证。

三、诊断

1. 病史　了解患者产后情绪、平素体质情况及有无贫血等慢性病史。

2. 临床表现　产妇在哺乳期,乳汁少或者无,不足以喂养婴儿。

3. 检查　乳房柔软,不胀不痛,加压乳房,不见乳汁排出,

· 190 ·

此外,应注意有无乳头凹陷和乳头皲裂造成的壅塞不通,哺乳困难。

四、鉴别诊断

与乳痈缺乳鉴别:乳痈初起时乳房红肿热痛,恶寒发热,继之化脓,一般单侧发病。

五、辨证论治

1. 气血虚弱证

主要证候:产后乳少或无,乳汁清稀,乳房柔软,无胀满感,神疲乏力,食欲缺乏,舌淡,苔薄白,脉细弱。

证候分析:气血虚弱,乳汁化源不足,故乳汁少或全无,乳汁稀薄;乳汁不充,故乳房柔软;气虚血少,故倦怠乏力;舌淡,苔薄白,脉细弱,均为气血虚弱之征。

治法:补气养血,佐以通乳。

方药:通乳丹(《傅青主女科》)。

组成:人参,黄芪,当归,麦冬,木通,桔梗,猪蹄。

方解:方用人参、黄芪来补气;当归、麦冬、猪蹄滋阴养血;桔梗、木通通利气脉。全方养血补气,疏经通络。气血充足,乳脉通畅,则乳汁自出而多。

2. 肝郁气结证

主要证候:产后乳汁少,甚或无,乳房胀硬疼痛,乳汁稠;食欲缺乏,情志不舒;舌质正常,苔薄黄,脉弦或弦滑。

证候分析:肝气郁结,气机不畅,乳络受阻,故乳汁少;肝气不舒,疏泄不利,累及脾胃,食欲缺乏;舌质正常,苔薄黄,脉弦或弦滑,均为肝郁气结之征。

治法:疏肝解郁,通络下乳。

方药:下乳涌泉散(《清太医院配方》)。

组成:当归,川芎,天花粉,白芍药,生地黄,柴胡,青皮,漏芦,桔梗,通草,白芷,穿山甲,王不留行,甘草。

方解:方中当归、白芍、川芎补血养血行血;方中青皮、柴胡舒肝散结;生地、天花粉补血滋阴;白芷入阳明,气芳香以散风通窍,桔梗、通草理气通络;穿山甲、王不留行、漏芦通络下乳;甘草调和脾胃。全方疏肝理气,补血养血,通络行乳。若身热加黄芩、蒲公英清热,乳房胀痛甚者,酌加橘络、丝瓜络、路路通通络止痛。

六、转归与预后

及时治疗,调理脾胃气血,则乳汁可下;先天乳腺发育不良,预后较差;乳汁壅滞,排出不畅,治疗不及时,可转化为乳痈。

七、预防与调摄

1. 孕期做好乳房护理。纠正孕期贫血,预防产后出血。提倡母乳喂养,早哺乳,按需哺乳。

2. 适当锻炼,注意产后营养。保持心情舒畅。

八、西医治疗原则

1. 产妇的乳汁分泌量与乳腺的发育成正比,也与产妇营养、健康和精神状况有关。

2. 垂体催乳素是乳汁分泌的基础,吸吮是保持乳腺不断泌乳的关键。

乳胀:多因乳房过度充盈及乳腺管阻塞所致。哺乳前湿热敷 3～5 分钟,并按摩及拍打抖动乳房,频繁哺乳,排空乳房。

催乳:鼓励乳母树立信心,指导哺乳方法,按需哺乳,夜间哺乳,适当调节饮食,喝营养丰富的肉汤。

第十节　产后抑郁

一、概述

产后抑郁是以产妇在分娩后出现情绪低落、精神抑郁为主要症状的病证,是产褥期精神综合征中最常见的一种类型。

西医学称之为"产褥期抑郁症"。一般在产后 1 周开始出现症状,产后 4～6 周逐渐明显,平均持续 6～8 周,有的长达数年。

二、病因病机

病因比较复杂,多与神经内分泌因素、社会及心理因素相关。妊娠后,体内雌孕激素水平升高,皮质类固醇及甲状腺素也相应升高,分娩后,这些激素水平急剧下降,导致体内儿茶酚胺减少,从而影响高级神经活动。再加上社会因素,如经济状况、夫妻感情不佳、住房困难、婴儿性别及健康都成为本病的诱因。产妇对母亲这个角色的认知不够、性格内向保守、做事固执等等也与本病相关。

中医学对本病的专论没有记载,但是历代医家都很重视本病的病因病机及辨证论治,并散在于历代医籍之中。本病发生在产后,与产褥期生理和病理有关,产后多虚多瘀,血虚不养心,心神失养,瘀血停滞,上攻于心。常见病因有心脾两虚,瘀阻气逆,肝气郁结。

三、诊断

本病的诊断尚无统一的诊断标准。美国精神病学会(APA 1994年)在《精神疾病的诊断与统计手册》(DSM-Ⅳ)一书中,制定了产褥期抑郁症的诊断标准。

1. 在产后2周内出现下列5条或5条以上的症状,并必须具备①②两条。

①情绪抑郁;

②对全部或多数活动明显缺乏兴趣或愉悦;

③体重显著下降或增加;

④失眠或睡眠过度;

⑤精神运动性兴奋或阻滞;

⑥疲劳或乏力;

⑦遇事皆感毫无意义或自罪感;

⑧思维力减退或注意力不集中;

⑨反复出现死亡想法。

2. 在产后4周内发病。

四、鉴别诊断

需排除器质性精神障碍或精神活性物质和非成瘾物质所致抑郁。

五、辨证论治

1. 心脾两虚证

主要证候:产后焦虑、忧郁,常悲伤欲哭,情绪低落,失眠多梦,精神萎靡;伴面色萎黄,神疲无力,纳少便溏,脘腹胀闷;恶露质稀,舌淡,苔薄白,脉细弱。

证候分析:产后失血,思虑太过,心血暗耗,心失所养,神明不守,故产后焦虑、抑郁、心神不宁。血虚不能养神,故情绪低落,失眠多梦,健忘。脾虚气弱,气血不足,故神疲乏力。舌淡,苔薄白,脉细弱均为心脾两虚之征。

治法:健脾益气,养心安神。

方药:归脾汤(《济生方》)。

组成:人参,白术,茯苓,炙甘草,黄芪,龙眼肉,当归,远志,酸枣仁,木香,生姜,大枣。

方解:方中人参、白术、茯苓、炙甘草益气健脾为主,配伍黄芪增强补脾益气之功,龙眼肉益心脾、养血安神,当归养血补血、补血养心,茯苓、远志、酸枣仁宁心安神,木香理气醒脾,生姜大枣调和脾胃。

2. 瘀阻气逆证

主要证候:产后抑郁寡欢,不语,多梦,神志恍惚;恶露淋漓日久,色紫黯有块,面色晦暗;舌黯有瘀斑,苔白,脉弦或涩。

证候分析:产后气血虚弱,气血运行无力,血滞成瘀,或情志所伤,气滞血瘀,或胞宫内败血停滞,瘀血上攻,闭于心窍,神明失常,故产后抑郁寡欢,默默不语,失眠多梦,神志恍惚。恶血不去,新血不归,则恶露淋漓日久不止,色紫黯有块。面色晦暗及舌黯有瘀斑,脉弦或涩均为血瘀之征。

治法:活血逐瘀,解郁安神。

方药:安神生化汤(《傅青主女科》)。

组成:当归,川芎,炮姜,桃仁,甘草,陈皮,柏子仁,茯神。

方解:方中当归补血活血,化瘀生新,行滞止痛;川芎活血行气;桃仁活血祛瘀;炮姜入血散寒,温经止痛;炙甘草和中缓急,调和诸药;陈皮理气;茯神、柏子仁宁心安神。

3. 肝气郁结证

主要证候:产后心情抑郁,或烦躁易怒,夜不能寐,或噩梦纷纭,惊恐易醒;恶露量或多或少,色紫黯有块;胸闷纳呆,善太息;苔薄,脉弦。

证候分析:素性忧郁,产后情志所伤,肝郁胆虚,魂不归藏,故心神不安,夜难入眠。肝郁气滞,气机失畅,故胸闷纳呆,烦躁易怒,善太息。肝气郁结,疏泄失调,故恶露量或多或少,色紫黯有块。脉弦为肝郁之象。

治法:疏肝解郁,镇静安神。

方药:逍遥散(《太平惠民和剂局方》)。

组成:柴胡,当归,白芍,白术,茯苓,生姜,薄荷,炙甘草。

方解:方中柴胡疏肝解郁,使肝气条达;当归甘苦温,养血和血;白芍养血柔肝;白术、甘草、茯苓健脾益气,既能实土以御木侮,又能使营血生化有源;薄荷疏散郁遏之气,透达肝经郁热;煨生姜温胃和中,且能辛香达郁,共为佐药。诸药合用,可收肝脾并治,气血兼顾的效果。

六、转归与预后

本病初起,经过药物治疗和心理治疗,预后良好。但再次妊娠约有 20% 复发,若治疗不及时,产妇可出现自杀倾向或伤害婴儿,影响夫妻关系及整个家庭。应当予以重视。

七、预防与调摄

1. 重视围产期及产褥期的心理保健和心理护理,产前检查时应了解产妇的性格情况,有无精神病家族史和抑郁症表现等。

2. 对于有高危因素的产妇应给予重视。

3. 产后保证充足睡眠和休息,避免过劳和过重的心理
负担。

八、西医治疗原则

1. 心理治疗

(1)增强患者的自信心,提高其自我价值意识。

(2)根据患者的个性特征、心理状态、发病原因给予个体化
的心理辅导。

2. 药物治疗

用于中重度抑郁症以及心理治疗无效的,主要选用不进入
乳汁的抗抑郁症药物,首选5-羟色胺再吸收抑制剂。

(1)5-羟色胺再吸收抑制剂:①盐酸帕罗西汀:以每日
20 mg为开始剂量,每日早餐时1次,用药2~3周,根据病情增
减剂量,1次增减10 mg,最大剂量50 mg,肝肾功能不全者慎用。
②盐酸舍曲林,开始50 mg,每日1次口服,数周后可增加至每
日100~200 mg。

(2)三环类抗抑郁药:阿米替林,每次25 mg,每日2~3次,
渐增至每日150~250 mg,分3次服。维持量每日50~150 mg。

第八章　产科急症

第一节　产后出血

产后出血(postpartum hemorrhage,PPH)指胎儿娩出后24小时内失血量超过500 ml,剖宫产者时失血量超过1000 ml。产后出血是分娩期严重并发症。居我国目前孕产妇死亡原因的首位,其发生率占分娩总数的2%~3%。若短时间内大量失血可迅速发生失血性休克,严重者危及产妇生命,休克时间过长可引起脑垂体缺血坏死,继发严重的腺垂体功能减退——希恩综合征。产后出血的预后随失血量、失血速度及产妇体质不同而异。应重视产后出血的防治。

一、病因

主要有子宫收缩乏力、胎盘因素、软产道裂伤和凝血功能障碍。其中以子宫收缩乏力所致者最常见,占产后出血总数的70%~80%。

1. 子宫收缩乏力　任何可能影响产后子宫肌肉收缩和缩复功能的因素均可引起产后出血。常见因素有:

(1)全身性因素:产妇体质虚弱或合并急慢性全身性疾病,精神过度紧张、对分娩恐惧等。

(2)产科因素:产程延长使体力消耗过多;或难产,产妇体力衰竭;妊娠期高血压疾病、前置胎盘、胎盘早剥、宫腔感染等,可使子宫肌水肿或渗血,影响收缩。

(3)子宫因素:①子宫肌纤维过度伸展(如巨大胎儿、羊水过多、多胎妊娠,);②子宫肌壁损伤(子宫肌瘤剔除术后、有剖宫产史、产次过多等);③子宫病变(子宫畸形、子宫肌瘤、子宫肌纤维变性等)。

(4)药物因素:临产后过多使用麻醉剂、镇静剂或子宫收缩抑制剂。

2. 胎盘因素 胎盘因素所致产后出血根据胎盘剥离情况分为以下类型:

(1)胎盘滞留:胎盘多在胎儿娩出后15分钟内娩出,若30分钟后胎盘仍不排出将会导致出血。常见原因有:

①膀胱充盈。

②胎盘嵌顿:使用宫缩剂不当或粗暴按摩子宫等,引起宫颈内口附近子宫肌呈痉挛性收缩形成狭窄环,使已全部剥离的胎盘嵌顿于子宫腔内,影响子宫收缩引起出血。

③胎盘剥离不全:在第三产程时过早牵拉脐带或者按压子宫,影响胎盘正常剥离,使胎盘已剥离部位血窦开放引起出血。

(2)胎盘植入:指胎盘绒毛在其附着部位与子宫肌层紧密连接。分为部分性和完全性。

(3)胎盘和(或)胎膜残留:部分胎盘小叶、副胎盘或部分胎膜残留于宫腔内,影响子宫收缩而出血,常因过早用力揉挤子宫、过早牵拉脐带所致。

3. 软产道裂伤 常见于产程进展过快、急产、胎儿过大、子宫收缩力过强、接产时未保护好会阴或阴道手术助产操作不当等,均可引起会阴、阴道、宫颈部位的裂伤,严重者裂伤可达阴道穹窿、子宫下段,甚至盆壁,形成腹膜后血肿或阔韧带内血肿。

4. 凝血功能障碍 比较少见。包括妊娠合并凝血功能障碍性疾病以及妊娠并发症导致凝血功能障碍两类情况。前者如血小板减少症、白血病、再生障碍性贫血、肝脏疾病等在孕前已经存在,为妊娠禁忌证。后者常因重度子痫前期、重型胎盘早剥、羊水栓塞、死胎滞留过久等影响凝血功能,发生弥散性血管内凝血。凝血功能障碍所致的产后出血常为难以控制的大量出血。

二、临床表现

胎儿娩出后阴道流血及失血性休克、严重的贫血等相应症状均是产后出血的临床表现。

1. 阴道出血 胎儿娩出后立即发生阴道流血,色鲜红,应该首先考虑软产道损伤;胎儿娩出后数分钟发生阴道流血,色暗红,应该考虑胎盘因素;胎盘娩出后阴道流血较多应该考虑子宫收缩乏力或胎盘胎膜残留;胎儿娩出后持续性阴道流血,无凝血块,应该考虑凝血功能障碍;失血表现明显,伴阴道疼痛而阴道流血不多,应该考虑隐匿性软产道损伤,如阴道血肿。

剖宫产时主要表现为胎儿胎盘娩出后,胎盘剥离面的广泛性的出血,宫腔不断被血充满或切口裂伤处持续出血。

2. 低血压症状 患者出现头晕、面色苍白,并且伴有烦躁、皮肤湿冷、脉搏细数、脉压缩小时,产妇已经处于休克早期。

三、诊断

主要根据临床表现,估计出血量,明确病因,及早处理。但需要注意的是估测的出血量一般往往会低于实际的失血量。

1. **估测失血量有以下几种方法**

(1)容积法:在胎儿娩出后接血容器收集血液后,用量杯测定失血量。

(2)称重法:失血量(ml)=［分娩后敷料重(湿重)-分娩前敷料重(干重)］/1.05(血液比重 g/ml)

(3)面积法:血湿面积粗略估计出血量。

10 cm×10 cm=10 ml,15 cm×15 cm=15 ml,20 cm×20 cm=20 ml

(4)根据休克程度估计:休克指数(SI)=脉率÷收缩压

指数=0.5,血容量正常

指数=0.5-1,失血<20%(500~750 ml 血容量)

指数=1,失血 20%~30%(1000~1500 ml 血容量),为轻度休克

指数=1.5,失血 30%~50%(1500~2000 ml 血容量)

指数=2,失血 50%~70%(2500~3500 ml 血容量)

(5)血红蛋白:每下降 1 g 约失血 500 ml。

(6)红细胞:下降 100 万,血红蛋白下降>3 g(1500 ml)。

(7)血球压积 HCT:下降 3% 约失血 500 ml。

上述方法可因不同的检测人员而仍有一定的误差。

2. **失血原因的诊断**　根据阴道流血发生的时间、出血量与胎儿、胎盘娩出之间的关系,能初步判断引起产后出血的原因。有时产后出血的多个原因互为因果关系。

(1)子宫收缩乏力:常为分娩过程中宫缩乏力的延续。由于宫缩乏力,患者常发生产程延长、胎盘剥离延缓、阴道流血过多等。检查宫底较高,子宫松软如袋状,甚至子宫轮廓不清,摸

不到宫底,按摩推压宫底将积血压出。按摩子宫及应用缩宫剂后,子宫变硬,阴道流血减少或停止,可确诊为子宫收缩乏力。

根据分娩前已有宫缩乏力表现及上述症状与体征,不难作出诊断。但应注意目测估计阴道失血量远少于实际失血量,因此应做好收集失血工作,以准确测量失血量。

(2)胎盘因素:胎儿娩出后10分钟内,胎盘娩出前阴道多量流血时,首先考虑为胎盘因素所致。胎盘剥离不全或剥离后滞留宫腔,常表现为胎盘娩出前阴道流血量多,并伴有子宫收缩乏力;胎盘部分粘连或部分植入时,胎盘未粘连或植入部分可发生剥离而出血不止;胎盘嵌顿时在子宫下段可发现狭窄环。

根据胎盘尚未娩出,或徒手剥离胎盘时,剥离难易程度、胎盘与宫壁粘连面积大小以及通过仔细检查娩出的胎盘胎膜,容易作出诊断。胎盘因素所致出血在胎盘娩出、宫缩改善后常立即停止。

(3)软产道裂伤:出血发生在胎儿娩出后,持续不断,血色鲜红能自凝。裂伤较深或波及血管时,出血较多。疑有软产道裂伤时,应立即检查宫颈、阴道及会阴处是否裂伤,可明确裂伤及出血部位。

宫颈裂伤:多发生在宫颈两侧3点及9点处。也可呈花瓣状,严重者延及子宫下段。

阴道裂伤:多发生在侧壁、后壁和会阴部,多为不规则裂伤。如有严重的会阴疼痛,同时出现张力大、可触及不同大小的肿物,伴有波动感,表面皮肤颜色有改变则为阴道壁血肿。

会阴裂伤:通常按程度分4度。

Ⅰ度裂伤系指会阴皮肤及阴道入口黏膜撕裂,未达肌层,一般出血不多。Ⅱ度裂伤系指裂伤已达会阴体肌层,累及阴道后壁黏膜,甚至阴道后壁两侧沟向上撕裂,裂伤多不规则,使原解剖结构不易辨认,出血较多。Ⅲ度裂伤系肛门外括约肌已断裂,甚至阴道直肠隔及部分直肠前壁有裂伤。此种情况虽严重,出血量不一定多。Ⅳ度裂伤系指肛门、直肠和阴道完全贯通,直肠肠腔外露,组织损伤严重,出血量亦可不多。

3. **凝血功能障碍**　主要因为失血过多引起继发性凝血功能障碍,也有在孕前或妊娠期已有易于出血倾向,胎盘剥离或软产道有裂伤时,由于凝血功能障碍,表现为全身不同部位的出血,最多见为子宫大量出血或少量持续不断出血,血液不凝,不易止血;全身多处出血、身体瘀斑。根据病史、出血特点及血小板计数、凝血酶原时间、纤维蛋白原等有关凝血功能的实验室检查可作出诊断。

四、治疗

治疗原则:针对出血原因,迅速止血、补充血容量、纠正休克及防治感染。

1. **子宫收缩乏力性出血的处理**　加强宫缩是最迅速有效的止血方法。导尿排空膀胱后采取以下方法:

(1)按摩子宫:按压时间以子宫恢复正常收缩,并能保持收缩状态为止。按摩时应注意无菌操作。按摩方法有以下两种:

①助产者一手置子宫底部,拇指在前壁,其余4指在后壁,均匀有节律地按摩宫底(图8-1);

②助产者一手握拳置于阴道前穹窿,顶住子宫前壁。另一手自腹壁按压子宫后壁使宫体前屈,双手相对紧压于宫底并做按摩(图8-2)。

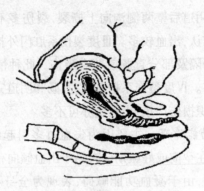

图8-1　经腹壁按摩子宫法

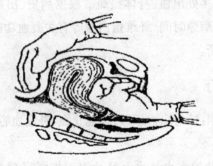

图8-2　腹部-阴道双手按摩子宫法

(2)应用宫缩剂:①缩宫素 10 U 加入 0.9% 氯化钠注射液 500 ml 中静脉滴注,必要时缩宫素 10 U 宫体直接注射。②前列腺素类药物:缩宫素无效时,尽早使用前列腺素类药物。

(3)填塞宫腔:应用无菌纱布条填塞宫腔(图8-3),有明显局部止血作用。方法为助手在腹部固定宫底,术者持卵圆钳将无菌不脱脂棉纱布条放入宫腔内,自宫底由内向外填紧。纱布条为特制的宽 6~8 cm、长 1.5~2 m、4~6 层不脱脂棉纱布条。24 小时取出纱布条。取出前应先肌注宫缩剂,并给予抗生素预防感染。也可采用宫腔放置球囊代替宫腔填塞止血。宫腔填塞纱布条或宫腔放置球囊后,应密切观察生命体征及宫底高度和大小,警惕因填塞不紧,宫腔内继续出血而阴道不流血的止血假象。

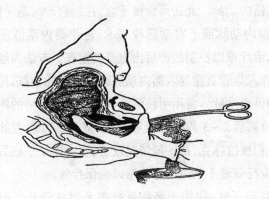

图 8-3　器械填塞宫腔纱布条

　　(4)子宫压缩缝合术:常用 B-Lynch 缝合法。适用于子宫收缩乏力性产后出血,在剖宫产时使用更方便。具体方法:

　　①将子宫从腹壁切口托出,1 号可吸收线在子宫下缘切口右侧中外 1/3 处距切缘下 3 cm 处由外向内垂直进针,穿透子宫下缘全层,从对应的切口处出针。②将 1 号可吸收线拉向子宫底部右侧中外 1/3 交接部位,于该处向子宫后面折返置右侧子宫骶骨韧带上方。③在相当于子宫下段切口水平出处,自右向左、由外向内斜形进针并贯穿子宫全层,在对应的左侧水平部位出针。④同法缝合子宫左半部。⑤最后在左侧的下缘切口对应部位穿出。缓慢渐进性拉紧缝线两端后打结,使子宫体缩小呈纵向压缩状。⑥子宫切口贯穿缝合。观察 10 分钟子宫收缩变硬,色泽转红润,阴道流血渐止,生命体征平稳,将子宫放入盆

腔,常规关腹。

(5)结扎盆腔血管止血:主要用于子宫收缩乏力、前置胎盘及 DIC 等所致的严重产后出血而又迫切希望保留生育功能的产妇,可采用经阴道结扎子宫动脉上行支。经上述处理无效,迅速开腹结扎髂内动脉。此法可保留子宫,在剖宫产时易于实行。

(6)髂内动脉或子宫动脉栓塞术:近年髂内动脉或子宫动脉栓塞术治疗难以控制的产后出血受到重视。方法为经股动脉穿刺,将介入导管直接导入髂内动脉或子宫动脉,有选择性地栓塞子宫的供血动脉。常用明胶海绵颗粒中效可溶解的物质作栓塞刺,在栓塞后 2~3 周可被吸收,血管复通。若患者处于休克状态应先积极抗休克,待一般情况改善,生命体征平稳后才行栓塞术,且应行双囊Ⅰ髂内动脉栓塞以确保疗效。

(7)切除子宫:应用于经积极抢救无效并危及产妇生命的产后出血。在积极输血补充血容量同时施行子宫次全切除术,若合并中央性或部分性前置胎盘应施行子宫全切术。

2. 胎盘因素出血的处理 胎儿娩出后,疑有胎盘滞留时,立即行宫腔探查。

(1)若胎盘已剥离未排出,膀胱过度膨胀应行导尿排空膀胱,用一手按摩使子宫收缩,另一手轻轻牵拉脐带协助胎盘娩出。

(2)胎盘剥离不全或粘连伴阴道流血,可试行人工徒手剥离胎盘。

(3)胎盘植入的处理:徒手剥离胎盘时发现胎盘与宫壁关系紧密、界线不清,剥离困难,牵拉脐带时,子宫壁与胎盘一起内陷,可能为胎盘植入,应马上停止剥离,若出血不多,需保留子宫者,可保守治疗,目前用髂内动脉栓塞术、甲氨蝶呤治疗,局部切除,效果甚佳。如为活动性出血、病情加重或恶化,穿透性胎盘植入考虑行子宫切除术。

(4)残留胎盘胎膜组织徒手取出困难时,可用大号刮匙行清宫术。

(5)胎盘嵌顿在于子宫狭窄环以上者,需进行静脉全身麻醉下,待子宫狭窄环松解后,用手取出胎盘。

3. 软产道裂伤出血的处理 及时准确地修补,按解剖层次缝合裂伤可有效地止血。

(1)宫颈裂伤:应在消毒下暴露宫颈,用两把卵圆钳并排钳夹颈前唇,并向阴道口方向牵拉,顺时针方向逐步移动卵圆钳,直视下观察宫颈情况,找出裂伤部位,若裂伤浅且无明显出血,可不予缝合并不作宫颈裂伤诊断,若裂伤深且出血多需用可吸收缝线缝合。缝时第一针应从裂口顶端上方 0.5 cm 开始,最后一针应在宫颈外侧端处止。间断缝合,以减少日后发生宫颈口狭窄的可能性。若裂伤累及子宫下段经阴道难以修补时,可开腹行裂伤修补术。

(2)阴道裂伤:缝合时应注意超过裂伤底部,避免遗留无效腔,更要避免缝线穿过直肠,缝合要达到组织对合好及止血的效果。

(3)会阴裂伤:按解剖层次缝合肌层及黏膜下层,最后缝合阴道黏膜及会阴皮肤。

(4)软产道血肿:应切开血肿,清除积血块,彻底止血、缝合,放置橡皮引流。

4. 凝血功能障碍出血的处理 在妊娠早期,发现孕妇患全身出血性疾病为妊娠禁忌证,应在内科医师协助下,尽早行人工流产术终止妊娠。如在妊娠中、晚期发现者,应积极治疗,争取去除病因,尽量减少产后出血的发生。对于分娩期,应首先除外子宫收缩乏力、胎盘因素及软产道裂伤等原因引起的出血。已有出血的产妇除积极止血外,还应注意对病因治疗,如血小板减少症、再生障碍性贫血等患者应输新鲜血或成分输血,如发生弥散性血管内凝血应尽力抢救,其处理见有关章节。

五、转归与预后

产后出血是分娩期严重并发症,居我国目前孕产妇死亡原因的首位,其发生率占分娩总数的 2% ~ 3%。若短时间内大量失血可迅速发生失血性休克,严重者危及产妇生命,休克时间过长可引起脑垂体缺血坏死,继发严重的腺垂体功能减退——希恩综合(Sheehansyndrome)。产后出血的预后随失血量、失血速度及产妇体质不同而异。应重视产后出血的防治。

六、预防与调摄

预防工作能明显降低产后出血发病率,应贯穿于产前、产时及产后各个环节。

1. 产前预防

(1)做好孕前及围产保健工作,对于合并有凝血功能障碍、重症肝炎等不宜继续妊娠的妇女,在孕早期应终止妊娠。

(2)积极治疗血液系统疾病及各种妊娠合并症,对有可能发生产后出血的高危孕妇,如多孕、多产及多次宫腔手术者,羊水过多,妊娠期高血压疾病,子宫发育不良,有子宫肌瘤剥除史者,合并糖尿病、血液病等,应提前收入院。对前置胎盘、胎盘早剥、死胎、宫缩乏力产程延长等应及时处理,防止产后出血的发生。

2. 产时预防

(1)第一产程密切观察产妇情况。消除产妇分娩时的紧张情绪,保证充分休息,注意饮食,密切观察产程进展,防止产程延长。

（2）重视第二产程处理，指导产妇适时正确使用腹压，防止胎儿娩出过快，助产士需掌握会阴后、斜切开术或正中切开术的适应证及手术时机，接产操作要规范，防止软产道损伤。对已有宫缩乏力者，尽早使用缩宫素，以增强子宫收缩，减少出血。

（3）正确处理第三产程。准确收集并测量产后出血量。胎儿娩出后 30 分钟未见胎盘自然剥离征象或胎盘未娩出前有较多阴道流血，应行宫腔探查及人工剥离胎盘术。胎盘剥离有困难者，切勿强行挖取。胎盘娩出后应立即检查胎盘、胎膜是否完整，检查软产道有无裂伤或血肿，检查子宫收缩情况并按摩子宫以促进子宫收缩。

3. 产后预防　因产后出血约 80% 发生在产后 2 小时内，故胎盘娩出后，产妇应继续留在产房观察 2 小时，严密观察产妇情况，分别在产后 15 分钟、30 分钟、60 分钟、90 分钟及 120 分钟监测生命体征，包括脉搏、血压、子宫高度和阴道流血量、膀胱充盈情况。失血较多应及早补充血容量；产后鼓励产妇及时排空膀胱，不能排空者应及时导尿；与新生儿早接触、早哺乳，可刺激子宫收缩，减少阴道流血量。

第二节　羊水栓塞

一、概述

羊水栓塞指在分娩过程中羊水突然进入母体血液循环中，并引起的急性肺栓塞、过敏性休克、弥散性血管内凝血（DIC）、肾功衰竭等一系列病理改变的严重分娩期并发症。可以发生在足月分娩及妊娠 10～14 周钳刮术时,产妇死亡率高达 60% 以上,发病率为 1∶5000～1∶8000,是孕产妇死亡的主要原因之一。

近年研究认为,羊水栓塞的主要病机是过敏反应,建议命名为"妊娠过敏反应综合征"。

二、病因病机

一般认为羊水栓塞是由于被胎粪污染的羊水中的有形物质如胎儿毳毛、角化上皮、胎脂及胎粪等进入母体血循环引起。子宫收缩过强使羊膜腔内压力增高、胎膜破裂和宫颈或宫体损伤处有静脉或血窦开放,是导致羊水栓塞发生的基本条件。高龄产妇和多产妇(较易发生子宫损伤)、急产、自发或人为导致的宫缩过强、前置胎盘、胎盘早剥、胎膜早破、子宫不完全破裂、剖宫产术等均可以诱发羊水栓塞。羊水进入母体血循环中,会引起一系列的病理生理变化。

1. **肺动脉高压**　羊水中有形物质如胎儿毳毛、胎脂、胎粪及角化上皮细胞等直接形成栓子,一旦进入母体血循环,则微粒物质栓塞造成小血管机械性阻塞,而这些微粒物质具有化学介质性质,能刺激肺组织产生和释放前列腺素 F2α、E2 及 5-羟色胺等血管活性物质,致使肺血管发生痉挛,肺动脉压升高,直接使右心负荷加重,左心房压力急剧下降,从而心搏出量明显减少,肺回流量也明显下降,肺通气与血流比例失调,末梢循环衰竭,最终导致急性右心衰竭和急性呼吸衰竭。死亡病例中的 75% 死于末梢循环衰竭。此外,羊水中作用于胎儿的抗原物质可引起过敏反应而导致休克。

2. **弥散性血管内凝血**　羊水中富含类似组织凝血活酶、肺泡表面活性物质、第Ⅹ因子激活物质、胰蛋白酶等促凝物质,这些促凝物质激活凝血系统发生 DIC,同时这些物质在激活凝血系统基础上,羊水中的纤溶激活酶也被激活,使纤维蛋白溶酶原变成纤维蛋白溶酶,溶解纤维蛋白,破坏纤维蛋白原,造成血不凝的出血,极易发生严重的产后出血和失血性休克。

3. 过敏性休克　随着免疫学技术的发展,无论羊水有无胎粪污染,都能测到 Sialyl Tn 抗原,有胎粪污染的羊水含量更高,羊水中的这些微栓物质作为过敏原作用于母体,能刺激机体产生如组胺、白三烯等化学介质,引起 I 型变态反应,导致过敏性休克,其特点为心肺功能受损程度、血压下降等休克表现和出血量不成比例。

4. 多脏器功能衰竭　由于休克和 DIC 的病理变化,可先后或同时发生,使病情严重复杂,组织器官缺血缺氧使得母体多脏器受累,以急性肾缺血导致肾功能衰竭多见,若 2 个或 2 个以上器官发生功能衰竭,病死率几乎 100%。

三、临床表现

羊水栓塞发病迅猛,临床表现复杂,常来不及做许多实验室检查患者已经死亡,为及早发现并诊断,必须熟悉发病诱因和前驱症状。多数病例在发病时常首先出现咳嗽、寒战、烦躁不安、气急、呕吐、发绀等症。如羊水侵入量极少,则症状较轻,有时可自行恢复。如羊水入量较多或混浊时相继出现典型的临床表现。

羊水栓塞典型的临床表现可分为三个渐进阶段:

1. 心肺功能衰竭和休克　在分娩过程中或刚破膜不久,产妇突然发生寒战、呛咳、气急、烦躁不安等症状,随后出现发绀、呼吸困难、心率加快、血压下降、抽搐、昏迷,出现循环衰竭和休克状态。肺部听诊可闻及湿啰音,若有肺水肿,患者可咯血性泡沫样痰。病情严重的产妇会突然惊叫一声或打一次哈欠后血压迅即下降甚至消失,并在几分钟内死亡。

2. DIC 引起的出血　患者在心肺功能衰竭和休克后,病情进一步发展为 DIC 阶段,表现为大量阴道流血、血液不凝固,切口及针眼大量渗血,全身皮肤黏膜出血,也可有消化道或泌尿道大量出血,出现呕血、便血及血尿等。值得注意的是,部分羊水栓塞病例缺少心肺功能衰竭的症状,起病即以产后不易控制的阴道流血为主要表现,切不要单纯误认为子宫收缩乏力引起产后出血。

3. 急性肾功能衰竭　由于全身循环衰竭,肾脏血流量减少,出现肾脏微血管栓塞,肾脏缺血、缺氧引起肾组织损害,表现为尿少、无尿和尿毒症征象。一旦肾实质受损,可致肾功能衰竭。

必须指出,典型病例按顺序出现,但有时并不全出现,不典型者病情缓慢,症状隐匿,仅有阴道流血和休克,也有休克和出血的同时合并少尿、无尿者。钳刮术中出现羊水栓塞也可仅表现为一过性呼吸急促、胸闷。

四、诊断

1. 临床表现和病史　可发生于胎膜破裂后、足月分娩时、分娩后以及在催产素静滴引产或在孕 10～14 周钳刮等情况下,产妇突然烦躁不安、呛咳、呕吐、呼吸困难、发绀、寒战、迅速休克。发病急骤者,可于数分钟内死亡。部分患者血压回升后,出现产后大出血,血液不凝,有时出现全身出血倾向,最后可并发肾、肺、心功能衰竭。如果发生下列情况并且不能用其他原因解释的,应首先应该诊断羊水栓塞,并立即按羊水栓塞抢救,同时进行相关的辅助检查。①急性缺氧如呼吸困难、发绀、呛咳及呼吸停止;②血压骤降或心搏骤停;③凝血机制障碍或无法解释的严重出血。

2. 辅助检查

(1)血涂片检查:取患者静脉血或经中心静脉压监测的导管中取血 3～5 ml,放于试管内,以 1500 r/min 的转速离心 10 分钟,取血清液在显微镜下观察,若看到脂肪球、毳毛、黏液及上皮细胞等胎儿成分即可诊断,本法操作简单,阳性率高,检测速度快。

(2)TKH-2 定量检测母血循环中的 Sialyl Tn(STN)抗原,这是一种无创、简便、敏感而准确的方法。有报道,正常产妇血清 STN<50 U/ml,而羊水栓塞产妇血清 STN>70 U/ml,高者达 189 U/ml。

(3)DIC 有关的实验室检查。

(4)床边心电图提示右心房、右心室扩大。

(5)床边胸部 X 线平片见双肺有弥散性点片状浸润影,沿肺门周围分布,伴有右心扩大。

3. 其他辅助检查

(1)尸检:主要脏器如肺、心、脑、肾和子宫可以见到羊水物质,尤其在肺、肾血管多见。

(2)在拒绝或无条件尸检的情况下,应立即抽取右心血查找羊水物质。

五、并发症

1. 在产前或产时发病 见于宫缩过强或胎膜破裂时,以肺动脉高压、休克为主。患者表现为烦躁、呼吸困难、发绀、抽搐、血压下降、昏迷、休克等,少数病例仅尖叫一声,心脏呼吸骤停而死亡,有的发病较缓,先出现烦躁、胸闷、呛咳、寒战等前驱症状,继而出现发绀、呼吸困难,进一步发展为抽搐、血压下降、昏迷、休克状态。有的度过此期后,因凝血功能障碍大量出血或急性肾功能衰竭而死亡。

2. 在产后发病 常常以出血、休克为主,心肺功能不全症状比较轻。

3. 脏器衰竭 如果病情未能及时控制,继续恶化,则并发急性肾功能衰竭,最终将发展为多脏器功能衰竭,进一步危及生命。

六、处理

一旦出现羊水栓塞的临床表现。应立即抢救产妇。治疗原则为:改善低氧血症;抗过敏和抗休克;防治 DIC 和肾功能衰竭;预防感染。

最初阶段主要是抗休克、抗过敏,防止 DIC 发生,解除肺动脉高压,纠正缺氧及心衰。在 DIC 阶段,早期需要抗凝,晚期在抗纤溶同时补充凝血因子。在少尿或无尿阶段,需要及时应用利尿剂,预防及治疗肾功能衰竭。紧急处理可下腔静脉保留插管,既可测量中心静脉压,指导补充血容量,又可抽取血液,找羊水成分及做其他必要的血液化验。

1. 供氧 保持呼吸道通畅,吸氧行气管插管,正压给氧,必要时行气管切开,保证有效供氧,减轻肺水肿,改善心、肺、脑、肾等重要脏器的缺氧。

2. 抗过敏 在改善缺氧的同时,应迅速抗过敏。立即给予大量的糖皮质激素,首选氢化可的松:100~200 mg 加于 5%~10%葡萄糖液快速静脉滴注,再用氢化可的松 300~800 mg 加于 5%葡萄糖液 250~500 ml 静脉滴注,日量可达 500~1000 mg。地塞米松 20 mg 加入 25%葡萄糖液静脉推注,以后依病情继续静脉滴注维持。

3. 解除肺动脉高压 解痉药的应用可以解除支气管平滑肌及血管平滑肌痉挛,纠正机体缺氧。预防呼吸循环功能衰竭。目前常用的药物有:①罂粟碱:为首选药物,与阿托品合用对扩张肺小动脉效果更佳。30~90 mg 加于 10%~25%葡萄糖液 20 ml 中静脉推注,日量不超过 300 mg。可松弛平滑肌,扩张肺、脑血管及冠状动脉,降低小血管阻力。②阿托品:在心率慢时应用,1 mg 加于 10%~25%葡萄糖液 10 ml 每 15~30 分钟静注 1 次,直至患者面色潮红,微循环改善。但是在心率大于 120 次/min 时应慎用。③氨茶碱:松弛支气管平滑肌及冠状动脉血管,解除肺血管痉挛。250 mg 加于 25%葡萄糖液 20 ml 中缓慢静注。④酚妥拉明:酚妥拉明为 α-肾上腺素能受体抑制剂,能解除肺血管痉挛,消除肺动脉高压。5~10 mg 加于 10%葡萄糖液 100 ml,以 0.3 mg/min 速度静点。

4. 抗休克 羊水栓塞引起的休克较复杂,应综合考虑。

(1)补充血容量:在抢救过程中,不管何种原因引起的休克都有有效血容量不足的问题,应尽快补充新鲜血和血浆。扩容首选低分子右旋糖酐-40、葡萄糖注射液 250~500 ml 静脉滴注,抗休克时滴速为 20~40 ml/min,日量不超过 1000 ml。在抢救过程中应监测中心静脉压,了解心脏负荷状态,指导输液量及速度,并且可以抽取血液检查羊水有形成分。

(2)升压药物:补足血容量后血压仍不回升可用多巴胺,

20～40 mg 加于 5% 葡萄糖液 250 ml 中静脉滴注,以 20 滴/min 开始,根据病情调节滴速。

5. **纠正心衰** 用毛花苷丙,0.2～0.4 mg 加入 10% 葡萄糖液 20 ml 中静脉推注,必要时 1～2 小时后可重复应用,一般于 6 小时后再重复一次以达到饱和量。

6. **预防肾衰** 当血容量补足后仍少尿,需给予利尿剂。20% 甘露醇 250 ml 静脉滴注,用以扩张肾小球前动脉。有心衰者慎用。若仍然尿少,可用呋塞米,20～40 mg 静推或依他尼酸 25～50 m 静脉推注,有利于消除肺水肿,并防治急性肾功能衰竭。

7. **纠正酸中毒** 早期及时应用能较快纠正休克和代谢失调。常用 5% 碳酸氢钠 250 ml 静脉滴注。

8. **肝素、抗纤溶药物的应用及凝血因子的补充** 在羊水栓塞发生 10 分钟内,DIC 高凝阶段应用肝素效果好;早期使用肝素,25～50 mg 1 小时滴入,24 小时可用 150～200 mg。在 DIC 纤溶亢进期可给予抗纤溶药物、凝血因子合并应用以防止大量出血。

9. **抗生素的应用** 在抢救过程中,应选用对肾脏毒性较小的广谱抗生素,剂量要大。

10. **产科处理** 羊水栓塞发生后应积极抢救产妇生命。原则上应在产妇呼吸循环功能得到明显改善,并已纠正凝血功能障碍后进行。在第一产程发病时,应立即行剖宫产终止妊娠,以祛除病因。在第二产程发病者,应在抢救产妇的同时,及时阴道助产结束分娩。对一些无法控制的产后出血,即使在休克状态下亦应在抢救休克的同时行子宫全切除术,以减少胎盘剥离面开放的血窦出血,对争取抢救时机有利。

11. 羊水栓塞抢救的九项措施 DROP-CHHEBS 九项措施

D—多巴胺　　　　　H—激素

R—酚妥拉明　　　　HE—肝素

O—氧　　　　　　　B—输血

P—婴粟碱　　　　　S—NaHCO$_3$

C—西地兰

七、转归与预后

羊水栓塞孕产妇的病死率约为80%。在抢救存活者中,有遗留肾、脑、心等脏器功能不同程度损害的,也有完全治愈的。若在拯救生命过程中做了子宫切除术,则丧失生育能力。虽未见有关胎儿预后的报道,但相应于母体的病死率,可以推测围生儿的患病率和病死率亦很高。

八、预防与调摄

1. 严格掌握人工破膜指征,不做剥膜术,在宫缩间隙时破膜。

2. 严格掌握催产素应用的指征,要有经验的医护人员专人看守,防止宫缩过强。

3. 严格掌握剖宫产指征,术者破水时应用纱垫保护好切口边缘,尤其在羊水Ⅲ度污染时,尽量吸净羊水后再娩出胎儿。

4. 产程中如宫缩过强,可用宫缩抑制剂硫酸镁,以减弱宫缩。

5. 中期引产钳夹术时,先破膜待羊水流净后,再行钳夹与使用缩宫素。

6. 对有诱发因素的高危产妇,应提高发生羊水栓塞的警惕性。

7. 做好第四产程的观察,及时发现与出血不相符合的休克。

8. 边治疗边诊断。

9. 具体饮食建议需要根据症状咨询医生,合理膳食,保证营养全面而均衡。

第三节　胎盘早剥

一、概述

妊娠20周后或分娩期,正常位置的胎盘在胎儿娩出前,部分或全部从子宫壁剥离,称胎盘早剥。胎盘早剥是妊娠晚期严重并发症之一,往往起病急,进展快,如处理不及时,可危及母儿生命。发病率国外为 1% ~2% ,国内报道其为 0.46% ~2.1% ,围生儿死亡率为 200‰ ~ 350‰,较无胎盘早剥者高 15 倍。另外,发病率的高低与分娩后是否仔细检查胎盘有关,轻型胎盘早剥,在临产前没有明显症状,此类病例容易被忽略。

二、病因病机

胎盘早剥的发病机制至今尚未完全阐明,其发病可能与以下几种因素有关。

1. 血管病变　胎盘早剥孕妇并发慢性高血压、重度妊高征、慢性肾脏疾病、全身血管病变者居多。当底蜕膜螺旋小动脉痉挛或硬化,引起远端毛细血管缺血坏死以致破裂出血,血液在底蜕膜层与胎盘之间形成胎盘后血肿,从而造成胎盘与子宫壁分离。

2. 机械性因素外伤 尤其是腹部直接受撞击、外转胎位术矫正胎位、脐带<30 cm 或因脐带绕颈、绕体相对过短时,均可引起胎盘早剥。

3. 宫腔压力骤减 子宫体积骤然缩小,双胎妊娠第一胎儿娩出后,羊水过多破膜时羊水流出过快,使子宫内压骤然降低,子宫突然收缩,胎盘与子宫壁错位而剥离。

4. 子宫静脉压突然升高 晚期妊娠或临产后,孕产妇长时间取仰卧位,可发生仰卧位低血压综合征。此时巨大妊娠子宫压迫下腔静脉,使回心血量减少,血压下降,子宫静脉瘀血,静脉压升高,导致蜕膜静脉床瘀血或破裂,形成胎盘后血肿,而发生胎盘剥离。

5. 其他高危因素 如经产妇、高龄产妇、吸烟、可卡因滥用、孕妇有血栓形成倾向、孕妇代谢异常、子宫肌瘤(特别是胎盘附着部位子宫肌瘤)等。有胎盘早剥史的孕妇再次发生胎盘早剥的风险比无胎盘早剥病史的孕妇高 10 倍。

三、类型及病理变化

胎盘早剥主要分为显性、隐性及混合性剥离 3 种。

胎盘早剥的主要病理变化是底蜕膜出血,形成血肿,使胎盘自附着处剥离。若剥离面积小,出血停止,血液很快凝固,一般临床多无症状。若剥离面积大,继续出血形成胎盘后血肿,使胎盘剥离部分不断扩大,当血液经胎盘边缘沿胎膜与子宫壁之间经宫颈管向外流出,即为显性剥离或外出血。若胎盘边缘仍附着于子宫壁上,或胎膜与子宫壁未分离,或胎头固定于骨盆入口,均能使胎盘后血液不能外流,而积聚于胎盘与子宫壁之间,即为隐性剥离或内出血。由于血液不能外流,胎盘后血液越积越多,宫底随之升高。当出血达到一定程度,血液仍可冲开胎盘边缘与胎膜而外流,形成混合性出血。此型对母儿威胁大。偶有出血穿破羊膜溢入羊水中形成为血性羊水。

胎盘早剥发生内出血时,血液积聚于胎盘与子宫壁之间,由于胎盘后血肿的压力加大,使血液侵入子宫肌层,引起肌纤维分离,甚至断裂、变性,当血液侵及子宫浆膜层时,子宫表面呈现紫色瘀斑,尤以胎盘附着处为著.称子宫胎盘卒。此时肌纤维受血液浸渍,收缩力减弱。有时血液还可渗入阔韧带、输卵管系膜及卵巢生发上皮下。

严重的胎盘早剥可以发生凝血功能障碍。从剥离处的胎盘绒毛和蜕膜中释放大量组织凝血活酶,进入母体血循环中,激活凝血系统,导致弥散性血管内凝血(DIC),肺、肾等脏器的毛细血管内有微血栓形成,造成脏器损害。胎盘早剥持续时间越长,促凝物质不断进入母血,继续发展,激活纤维蛋白溶解系统,产生大量的纤维蛋白原降解产物(FDP),该物质具有复杂的抗凝作用,引起继发性纤溶亢进。发生胎盘早剥后,大量消耗凝血因子,最终导致凝血功能障碍。

四、诊断

1. 病史　可有外伤史、血管病变史,有伴有腹痛的阴道流血。

2. 临床表现　国外多采用 Sher(1985)分类法,将胎盘早剥分为Ⅰ、Ⅱ、Ⅲ度。而我国则以轻、重两型分类。轻型相当于Sher Ⅰ度,重型包括 Sher Ⅱ、Ⅲ度。见表8-1。

表 8-1　胎盘早剥分度

	Ⅰ度	Ⅱ度	Ⅲ度
出血类型	显性出血	隐性出血	隐性出血为主
剥离面积	<1/3	>1/3,<1/2	>1/2
症状	阴道流血量多,暗红色,流血量与全身出血情况成正比	有或无阴道流血,典型症状、流血量与全身出血情况不成正比	Ⅱ度基础上伴休克
体征	症状轻,子宫软,压痛不明显,子宫大小与孕周相符,胎位清楚典型症状:妊娠晚期突然剧烈腹痛或伴有阴道出血,胎心可闻及	症状重,持续腹痛,子宫坚硬如板状,压痛明显,子宫较实际孕周大,胎位可扪及,胎儿存活	子宫间歇时不能放松胎位不清,胎心音消失

(1)轻型:以外出血为主,多见于分娩期。胎盘剥离面通常小于胎盘面积的 1/3。主要症状为阴道流血,量较多,色暗红,伴轻度腹痛或无腹痛,贫血体征不明显。若在分娩期则产程进展较快。腹部检查:子宫软,宫缩有间歇,子宫大小与妊娠周数相符,胎位清楚,胎心率多正常。腹部压痛不明显或仅有局部轻压痛(胎盘剥离处)。产后检查见胎盘母体面有凝血块及压迹。部分病例症状与体征均不明显,仅在检查胎盘母体面时发现凝血块及压迹才诊断胎盘早剥。

(2)重型:以内出血和混合性出血为主,胎盘剥离面超过胎盘面积的 1/3,有较大的胎盘后血肿,多见于重度妊高征。主要症状是突然发生的持续性腹痛、腰酸或腰背痛,疼痛程度与胎盘后积血多少成正比,严重时可出现恶心、呕吐、出汗、面色苍白、脉搏细速、血压下降等休克征象。可无阴道流血或少量阴道流血及血性羊水,贫血程度与外出血量不相符。腹部检查:子宫硬如板状,有压痛,以胎盘附着处最显著,若胎盘附着于子宫后壁,则子宫压痛不明显,但子宫比妊娠周数大,子宫宫底部随胎盘后血肿增大而增高。偶见宫缩,子宫多处于高张状态,子宫收缩间歇期不能松弛,胎位触不清楚。若剥离面超过胎盘面积的1/2,胎儿因缺氧死亡,故重型患者的胎心多已消失。

五、辅助检查

1. B型超声检查　可协助了解胎盘的部位及胎盘早剥的类型。正常胎盘 B 型超声图像应紧贴子宫体部后壁、前壁或侧壁,如果胎盘与子宫壁之间有血肿时,在胎盘后方出现液性低回声区即为胎盘后血肿,液性低回声区常不止一个,并见胎盘增厚。若胎盘后血肿较大时,能见到胎盘胎儿面凸向羊膜腔,甚至能使子宫内的胎儿偏向对侧。如果血液渗入羊水中,见羊水回声增强、增多,系羊水混浊所致。当胎盘边缘已与子宫壁分离未形成胎盘后血肿时,见不到上述图像,故 B 型超声诊断胎盘早剥有一定的局限性。重型胎盘早剥时常伴胎心、胎动消失。

2. 实验室检查　主要了解贫血程度与凝血功能。重型胎盘早剥患者应检查肾功能与二氧化碳结合力。有条件时应做血气分析,若并发 DIC 时,需进行筛选试验(血小板计数、凝血酶原时间、纤维蛋白原测定)及纤溶确诊试验(凝血酶时间、优球蛋白溶解时间及血浆鱼精蛋白副凝试验)。

六、鉴别诊断

胎盘早剥与先兆子宫破裂、前置胎盘鉴别见表8-2。

表8-2 胎盘早剥、先兆子宫破裂、前置胎盘鉴别

	重型胎盘早剥	前置胎盘	先兆子宫破裂
诱因	子痫前期,外伤	无	头盆不称,瘢痕子宫,分娩梗阻
腹痛	剧烈,发病急	无	强烈(宫缩)
阴道流血	有或无	有	少,血尿
出血量与全身情况	不成正比	成正比	
子宫	比孕周大,板样硬,压痛	软,无压痛,与孕周相符	子宫下段压痛,有病理缩复环
宫缩	高张性宫缩	无宫缩	强烈宫缩
胎位	不清	清楚	清楚
胎心	不清	多正常	可有胎儿窘迫
胎盘	血块压迹	<7 cm	正常
B超	胎盘后血肿	位置异常	
阴道检查	无胎盘组织	可触及胎盘组织	难产原因可查出

七、并发症

1. 弥散性血管内凝血 DIC 重型胎盘早剥,约1/3胎死宫内患者,可能发生 DIC,出现皮下、黏膜、注射部位出血,子宫出血不凝或较软凝血块,另有咯血、呕血及血尿现象,对胎盘早剥患者从入院到产后,均应密切观察,结合化验,积极防治 DIC 的发生。

2. 产后出血 胎盘早剥可致子宫肌层发生病理改变,影响子宫收缩而易出血,一旦发生 DIC,产后出血不可避免,并且难以纠正,必须提高警惕。

3. 急性肾功能衰竭 伴妊娠期高血压疾病的胎盘早剥,或失血过多及休克以及发生 DIC,均严重影响肾血流量,造成双侧

肾小管或肾皮质缺血坏死,出现急性肾功能衰竭。

4. 胎儿宫内死亡　胎盘早剥面积超过胎盘面积的 1/2 时,胎儿多缺氧死亡。

八、西医治疗原则

1. 纠正休克　对处于休克状态的危重患者,积极开放静脉通道,补充血容量,输血,若发生 DIC,应测中心静脉压以指导补液量。

2. 及时终止妊娠　胎盘早剥危及母儿生命,其预后与处理的及时性密切相关。胎儿娩出前胎盘剥离可能继续加重,因此一旦确诊重型胎盘早剥,难以控制出血,时间越长,病情越重,必须及时终止妊娠。

(1)阴道分娩:轻度胎盘早剥,以显性出血为主,宫口已开大,经产妇,一般情况较好,估计短时间内能结束分娩者,应经阴道分娩。先行人工破膜,使羊水缓慢流出,用腹带包裹腹部,压迫胎盘使其不再继续剥离,同时可促进子宫收缩。必要时静脉滴注缩宫素以缩短产程。分娩过程中,密切观察血压、脉搏、宫缩、出血情况与宫底高度,仔细监测胎心,用胎儿电子监测仪监护。早期发现异常情况及时处理,必要时行剖宫产。

(2)剖宫产:适用于重型胎盘早剥,特别是初产妇,不能在短时间内结束分娩者;轻型胎盘早剥,出现胎儿窘迫征象,需抢救胎儿者;重型胎盘早剥,产妇病情恶化,胎儿已死,不能立即分娩者;破膜后产程无进展者,均应及时行剖宫产术。

剖宫产取出胎儿与胎盘后,应及时给予宫缩剂并按摩子宫,促进子宫收缩,宫缩良好可控制出血。若发现为子宫胎盘卒中,在取出胎儿后,宫体注射宫缩剂,配以按摩子宫和热盐水纱垫湿热敷子宫,多数子宫收缩好转。若不奏效可行子宫动脉上行支结扎,或用可吸收线大 8 字缝合子宫胎盘卒中部位的浆肌层,多能止血而保留子宫。若属不能控制的出血,或发生 DIC,应行子宫切除术。

3. 并发症处理

(1)产后出血:分娩后及时应用子宫收缩药,如缩宫素、马来酸麦角新碱、米索前列醇、卡前列甲酯、欣母沛等,持续按摩子宫;若仍有不能控制的出血,应考虑行子宫切除术;若大量出血且无凝血块时,应考虑凝血功能障碍(DIC),立即行必要的实验室检查同时按凝血功能障碍处理。

(2)凝血功能障碍:在迅速终止妊娠、阻断促凝物质继续进入母血循环的基础上采用以下方法。

①抗凝治疗:应用肝素治疗,多主张早期应用,可阻断 DIC 的发展。DIC 发生后,高凝与纤溶往往相伴相随,高凝期用肝素治疗尤为重要,肝素化前先输血或用纤维蛋白原可加剧 DIC,必须慎重选择用药时机。

②补充凝血因子:输入红细胞悬液、血浆及血小板;如无法得到红细胞悬液时,可选冰冻血浆应急。也可直接输纤维蛋白原(常用量为 3～6 g)或补充血小板悬液与其他凝血因子。

③纤溶抑制剂:应用意见不一,多数认为在肝素化与补充凝血因子的基础上可以用纤溶抑制剂。常用药物有氨基己酸、氨甲环酸、氨甲苯酸抑肽酶等。

(3)肾功能衰竭:若每小时尿量少于 30 ml,应及时补充血容量,每小时尿量少于 17 ml 或无尿,应静注呋塞米 20～40 mg,必要时重复,通常 1～2 日可以恢复。若短期内尿量不增,而且血中尿素氮、肌酐、血钾明显增高,并且二氧化碳结合力下降,提示肾功能衰竭,出现尿毒症,应行血液透析抢救孕妇生命。

九、转归与预后

胎盘早剥是妊娠晚期严重并发症之一,往往起病急,进展快,如处理不及时,可危及母儿生命。

十、预防与调摄

加强产前检查,积极防治妊高征、高血压、慢性肾炎,并加强孕妇管理。妊娠晚期避免长时间仰卧位与外伤。行外转胎位术纠正胎位时操作必须轻柔,不能强行倒转。对羊水过多与多胎妊娠分娩时,避免宫内压骤减。行羊膜腔穿刺前做 B 超胎盘定位,穿刺时避开胎盘。人工破膜时,应选宫缩间歇期高位穿刺,缓慢放出羊水。

第九章　剖宫产

一、概述

剖宫产术(cesarean section)直译为帝王切开术,这一命名起源于公元前100年罗马帝王 Julius Caesar 是经剖宫产出生的传说。因为剖宫产术有可能拯救处于危险中的母婴,又是外科手术中历史最为悠久的手术之一,因此给人一种神秘与神圣的感觉。

剖宫产手术与其他手术最大区别是手术的目的不同,剖宫产手术的最终目的是顺利娩出胎儿,保证母婴安全。

二、定义

1978年由中国教授江森提出:凡28周以上而行剖腹切开子宫娩出胎儿者为剖宫产术。德国学者 D′Esopo 建议:凡剖腹切开子宫,取出体重达到或超过500 g的胎儿称为剖宫产,而体重在500 g以下的为子宫切开术。

我国医学高等院校教科书《妇产科学》第一版写到:经腹切开子宫取出胎儿的手术为剖宫产术。《威廉姆斯产科学》提出:经腹切开子宫娩出胎儿的手术为剖宫产术,但不包括子宫破裂或腹腔妊娠的情况。

根据《威廉姆斯产科学》的定义,剖宫产的定义不再考虑妊娠的周数及胎儿的体重,应将剖宫取胎术归入剖宫产的范畴。

三、剖宫产手术的重要发展历程

第一次有记录的剖宫产是 1610 年 4 月 21 日由外科医生特劳特曼和顾斯(Trautmann 和 Gusth)完成的,产妇于术后 25 天死亡。当时剖宫产术后产妇死亡率为 100%,死亡的主要原因是不缝合子宫切口。1878 年,Murdoch Cameron 医生开始缝合子宫肌层,从而减少了产妇死亡。1912 年克罗尼格(Kronig)首次施行子宫下段剖宫产术,苏格拉南部的木罗克(Murrokerr)将下腹壁横切口用于剖宫产术,20 世纪 80 年代以色列的 Stark 开始对子宫下段剖宫产术进行改良,1996 年我国开展这一手术时称之为"新式剖宫产术",国际称为"Misgav Ladach"或"M. Stark"式剖宫产术。

四、剖宫产的适应证与禁忌证

(一)剖宫产的指征

剖宫产的指征有两大类:绝对性指征和相对性指征。

1. 头盆不称　是剖宫产的主要原因之一,包括:①骨盆重度狭窄;②骨盆严重畸形;③轻度骨盆狭窄伴相对过大胎儿;④过期妊娠胎头可塑性差。

2. 胎儿因素　①胎儿窘迫;②胎儿生长受限;③珍贵儿;④双胎,估计可能出现胎头交锁或已发生胎头交锁;⑤连体儿;⑥巨大儿。

3. 胎位异常　①臀位初产或臀位,胎儿体重≥3500 g;②额先露、面先露;③横位;④早产儿有存活能力者、足先露或膝先露。

4. **软产道异常**　包括：①软产道畸形：如阴道完全性横隔、阴道纵隔伴胎位异常、双子宫中未孕子宫阻塞产道或妊娠子宫扭转；②软产道手术史：如双子宫畸形吻合术后、前次剖宫产术后子宫下段厚度<2 mm、生殖道瘘修补术后、阴道瘢痕形成狭窄者及后天阴道成形术后；③宫颈因素：宫颈瘢痕、宫颈严重水肿经处理不能纠正者；④外阴因素：严重的外阴阴道静脉曲张；⑤子宫因素：病理性缩复环或子宫先兆破裂；⑥软产道相关肿瘤：卵巢肿瘤或子宫下段和宫颈部肌瘤阻碍分娩者、妊娠合并子宫颈癌者、直肠或盆腔肿瘤使分娩受阻者。

5. **产力异常**　包括：①宫缩乏力致滞产，经处理无效，母儿出现危险征兆；②宫缩不协调，或强直性子宫收缩短时间内不能纠正，且出现胎儿窘迫者。

6. **妊娠并发症**

(1)重度子痫前期或子痫者，需及时终止妊娠；短时间内不能经阴道分娩或有引产禁忌证者；合并心衰、肝肾功损害者，可提前手术分娩。

(2)妊娠晚期出血者：①胎盘早剥，尤其是严重内出血且短时间内不能经阴道分娩者；②中央性前置胎盘；③部分性或边缘性前置胎盘，出血多，短时间内不能经阴道分娩者；④胎盘血管前置；⑤胎盘边缘血管破裂。

(3)脐带异常：①脐带脱垂，胎儿仍存活者；②脐带过短，影响胎先露下降或出现胎儿窘迫。

7. **不良孕产史**　①多次难产或死产；②前次剖宫产术后感染、出血。

(二)剖宫产的禁忌证

剖宫产术的禁忌证多属相对性的。

1. **母体方面** ①孕妇一般状况极差或合并严重的内、外科疾病,必须给予有效的治疗,待病情改善后方可考虑手术;②不能保持剖宫产体位者;③过度肥胖者;④宫腔或腹壁严重感染,且已具备阴道分娩条件者。

2. **胎儿方面** ①估计胎儿生后不能存活者;②严重的无法矫治的畸形胎儿;③死胎不需立即产出者。但以下情况仍应行剖宫产:严重的产道异常、胎盘早剥或前置胎盘出血多,短时间内不能经阴道分娩、子宫破裂等。

五、剖宫产术的并发症

(一)术中并发症

1. **仰卧位低血压综合征** 孕妇仰卧位时,增大的子宫压迫下腔静脉,使回心血流量减少,导致有效血容量不足,孕妇血压下降。尤其在剖宫产硬膜外麻醉时,交感神经被阻断,血管扩张,易发生仰卧位低血压综合征。导致子宫胎盘血流量明显下降,影响胎儿的血氧供给,造成急性胎儿窘迫。

2. **子宫出血** ①子宫切口出血:子宫下段剖宫产术时,若切口有较粗大的血管,或前置胎盘附着于子宫前壁时,切口出血较多。②子宫切口延裂及血管破裂出血:常见于子宫下段横切口剖宫产术,切口向两侧横行撕裂,裂伤可波及子宫血管,甚至延及阔韧带。原因包括子宫切口过低、胎头过大、胎头过低、产程延长、局部受压致组织水肿、用力不当或手法粗暴。

3. **脏器损伤** ①膀胱损伤:多见于既往有盆腔手术史、剖宫产史,出现盆腔严重粘连导致膀胱异位,或膀胱发育、解剖异常,使切开壁层腹膜时或分离膀胱腹膜反折时误伤膀胱;腹膜外剖宫产分离膀胱筋膜时损伤膀胱。②输尿管损伤:妊娠期子宫常右旋,若子宫切口偏左、向左撕裂可伤及输尿管,或在撕裂缝扎时误扎输尿管。

4. 羊水栓塞 如宫腔内压力过高,羊水沿裂伤的宫颈内静脉或胎盘边缘血窦进入母体血循环;在子宫破裂、前置胎盘、胎盘早剥等情况时子宫血管异常开放;子宫切口血管开放。

5. 新生儿损伤 主要是皮肤切、划伤和骨折。皮肤损伤多见于头皮、脸部及臀部;新生儿骨折多发生于足位、臀位娩出时不恰当牵拉所致,以股骨和肱骨骨折较多见。

(二)术后并发症

1. 剖宫产术后病率与感染 ①产褥病率:经剖宫产分娩的产褥病率是阴道分娩的 5~10 倍,造成产褥病率增加的原因是剖宫产后产褥期感染增加。②产褥期感染:是剖宫产最常见的并发症。包括:剖宫产术后手术切口感染;剖宫产后子宫内膜炎发病率增加;剖宫产后泌尿道感染的发生率增高,与手术后常规保留导尿管有关。

2. 剖宫产术后晚期出血 指手术分娩 24 小时后,在产褥期内发生的大出血,一般发生在术后 2~6 周,多数在术后 10~19 天内。原因有:①胎盘附着部位复旧不全,局部蜕膜脱落出血;②子宫切口愈合不良或感染裂开;③胎盘、胎膜残留;④子宫内膜炎。

3. 子宫切口愈合不良 影响子宫切口愈合的因素有:①切口部位:子宫下段横切口优于子宫体部各类切口,但如在子宫下段与体部交界处切开也妨碍切口愈合;②操作:应轻柔、迅速、准确,缝合的松紧及疏密应适度。

4. 肠梗阻 分为麻痹性肠梗阻和机械性肠梗阻,前者往往由于手术麻醉和术后镇痛,影响肠蠕动恢复所致;后者则为增大子宫影响肠管正常排列位置或术后粘连所致。

5. 盆腔、下肢静脉血栓栓塞增加　妊娠期血液本身多呈高凝状态,血液中纤维蛋白原升高;剖宫产时,下肢静脉扩张,血流缓慢;术后产妇卧床时间相对较长,肢体活动少,静脉输液时间较长,这些因素均可导致孕产妇下肢静脉血栓形成。

6. 子宫内膜异位症　剖宫产术后子宫内膜异位症常见于腹壁切口附近包块形成,其他部位少见。实验表明,妊娠早、中期的子宫内膜较晚期的子宫内膜再生能力强,子宫体部的子宫内膜较子宫下段的内膜发育好,故临床上腹壁子宫内膜异位症多发生于早产剖宫产和子宫体部剖宫产。

六、剖宫产术式

(一)古典式剖宫产术

是最初采用的式式,纵行切开腹壁及子宫壁,因子宫体部肌壁较厚,血管丰富,故出血多,子宫伤口愈合较差,切口也易与大网膜、肠管、腹壁等粘连。术后肠胀气、肠麻痹的发病率较高,再次妊娠分娩时较易发生子宫破裂,故一般不施行此术。

(二)子宫下段剖宫产术

为常用术式(以头位剖宫产为例)。

1. 优点　①术后伤口愈合好,再次妊娠时子宫破裂较少发生;②术后并发症少,如肠麻痹及腹膜炎等;③足月妊娠,尤其是临产的产妇,子宫下段形成良好,该处子宫壁薄,术时出血少,便于止血;④子宫切口因有腹膜覆盖,术后与腹壁、大网膜及肠管粘连减少。

2. 手术步骤

(1)腹壁切口:有中线纵切口、中线旁纵切口和横切口,一般采用腹壁横切口,耻骨联合上方有一条自然的皱襞,称为 Pfannenstiel 皱襞,沿 Pfannenstiel 皱襞弧形切开皮肤及皮下组织达筋膜层。但如麻醉条件不好或技术条件不具备,也可选择纵切口。切口的长度以能顺利娩出胎儿为依据,根据胎儿大小、腹壁的厚薄、麻醉情况选择,一般不小于 13 cm,千万别为追求小切口而影响胎儿娩出。

(2)横向剪开筋膜,并向两侧延长,或切开中间一小口,钝性撕开。

(3)分离腹直肌:以鼠齿钳将筋膜切口上、下缘分别提起,术者以食指、中指向下将腹直肌与筋膜分离,上缘至近脐水平,下缘达耻骨联合水平,剪断锥状肌肌腱,沿着上下纵行方向,分离两侧腹直肌的粘连部分,3~4 cm。术者与助手分别将食指与中指放在两侧腹直肌之间,双手重叠,均匀、缓慢、逐渐增加牵拉力,将腹直肌向外拉开至足够大为止。撕拉肌肉时,术者与助手的食指与中指要保持垂直的方向,不要向肌肉下方,以免造成血管损伤。

(4)剪开腹膜:尽量向上方分离腹膜外脂肪,将腹膜提起,确认下方无肠管后剪开一小口,然后向上下或左右方向剪开腹膜,这一步注意避免损伤肠管与膀胱。也可在透明无血管区钝性撕开腹膜。

(5)以右手进入腹腔检查子宫位置,分清是右旋还是左旋,以及子宫下段扩张情况、胎先露高低、胎头大小等以明确子宫切口的位置,估计手术难易和考虑相应措施。

(6)切开子宫下段膀胱反折腹膜:在腹膜附着膀胱顶部约 2 cm 或更高处的下段腹膜处做一小横切口,这部分腹膜与子宫下段肌层疏松粘连较易分离,可酌情下推膀胱,暴露子宫下段宽

3~4 cm,下推时手指的着力点应在子宫下段而不是膀胱,以免损伤膀胱。

(7)撕开子宫下段肌层:切开子宫肌层2~3 cm,将切口向两侧弧形撕开长10~12 cm。如阻力大或再次剖宫产,可改用剪刀剪至需要的大小。方法是术者以左手食指伸入宫内引导,右手用钝头剪刀分别向两侧剪开,稍向上翘,使切口呈新月形,防止娩头时伤口延裂伤及子宫血管。

(8)娩出胎儿:先用血管钳刺破胎膜,吸去羊水,然后扩大胎膜破口(此过程可在扩大子宫切口之前),将右手沿胎头与子宫切口下缘之间缓慢伸入,达胎头下方,用手指将胎头轻轻上提,用手指和手掌将胎头向子宫切口处撬起,助手用双手压宫底,用力大小、压宫底的方向要与术者密切配合。助手也可将子宫切口上缘向上牵拉,以扩大子宫切口周径。如胎头入盆深,手取胎头困难,可将床头摇低,或派另一助手戴消毒手套自阴道上推胎头,协助术者娩出胎儿。尽量避免做倒"T"形切口,因倒"T"形切口不利于切口愈合,再次妊娠时发生子宫破裂的机会多。如胎头高浮,在不影响麻醉平面的情况下可将床头摇高,有利于胎头下降,必要时可选择产钳助产。

(9)娩出胎盘:胎儿娩出后将宫腔内羊水吸净,等待胎盘自然剥离,如等待过程中子宫切口出血多,可徒手剥离胎盘,将胎盘、胎膜娩出。胎盘剥离后,将子宫娩出腹腔,用鼠齿钳钳夹子宫切口边缘以减少出血。用纱布擦拭宫腔,将残留的胎膜擦干净。台下助产士检查胎盘是否完整。如未临产,宫口未开,可用卵圆钳适当扩张宫口,以利宫腔积血排除。

(10)缝合子宫切口:用一号可吸收线连续锁边缝合子宫肌层。缝合中应注意的问题:①缝合的针距不要过密、过紧,以免影响血液循环;也不要过疏,不利于止血,以 1.0~1.5 cm 为宜。②缝合两端时应超越切口 0.5 cm,以预防血管回缩,术后形成血肿,但超越过多也可刺破子宫动脉分支血管,造成出血。③缝合后应仔细检查有无出血,有出血者可局部加针缝合。

(11)缝合膀胱腹膜反折:缝合时要将边缘对好,不要卷曲,缝合不要过宽,以免造成膀胱位置的改变,影响术后排尿。一般采用连续缝合,亦有学者主张不缝合,以避免粘连。

(12)缝合腹壁切口:关闭腹腔前,应检查子宫及双侧附件有无异常,另外要彻底清除腹腔积液,清点纱布、器械无误后才可关腹。①缝合腹膜;②缝合腹直肌前鞘;③缝合皮下脂肪;④皮肤用医用胶或医用拉链粘合。

七、剖宫产术后处理

产妇应有一安静舒适的环境康复。按时记录体温、脉搏、血压以及子宫收缩和阴道出血情况,如术后 2 小时内阴道出血量异常增多者需及时寻找原因。于手术前半小时及术后 24 小时内预防性使用抗生素。有感染情况的产妇术后应积极预防感染。剖宫产术后要尽早下地活动,减少血栓发生且促进肠蠕动。术后应复查血常规,注意有无白细胞增高、贫血,检查子宫、下腹有无压痛,伤口有无红肿、渗出、硬结。恶露量是否正常,有无臭味和脓性分泌物。术后晚期大量出血是子宫感染甚至伤口裂开的主要表现,系严重的并发症,需改善身体状况和加强抗感染措施。如保守治疗无效、出血过多应及时行子宫切除术。